赵 洪 钧 医 书 十 一 种

赵洪钧临床带教答问

修订版

赵洪钧　著

学苑出版社

图书在版编目（CIP）数据

赵洪钧临床带教答问/赵洪钧著．—修订本．—北京：学苑出版社，2019.10
（赵洪钧医书十一种）

ISBN 978－7－5077－5801－6

Ⅰ.①赵⋯　Ⅱ.①赵⋯　Ⅲ.①中医临床－经验－中国－现代

Ⅳ.①R249.7

中国版本图书馆 CIP 数据核字（2019）第 191426 号

责任编辑：黄小龙

出版发行：学苑出版社

社　　　址：北京市丰台区南方庄 2 号院 1 号楼

邮政编码：100079

网　　　址：www.book001.com

电子邮箱：xueyuanpress@163.com

销售电话：010－67601101（销售部）、010－67603091（总编室）

印　刷　厂：北京通州皇家印刷厂

开本尺寸：710mm×1000mm　1/16

印　　　张：15.25

字　　　数：250 千字

版　　　次：2019 年 10 月第 1 版

印　　　次：2019 年 10 月第 1 次印刷

定　　　价：58.00 元

出版说明

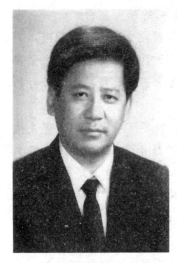

赵洪钧先生

"宁可架上药生尘，但愿世间人无恙。""不为良相，愿为良医。"自古以来，中国的医生都有一种普济苍生的大胸怀。每一个用心做医生的人，都值得人们尊敬。事实上，做好一个医生，很不容易，那是对一个人品德、悟性和毅力的极大考验。赵洪钧先生就是一位难得的好医生。

赵先生出生于1945年，1968年毕业于原第七军医大学，后长期在原籍做临床工作，直至1978年考取中国中医研究院首届中西医结合研究生。1981年研究生毕业后，在河北中医学院任教15年。1996年辞去教职，1998到2000年在英国行医一年半。后主要在故乡河北省威县白伏村应诊，诊务之余从事中医和中西医结合临床与基础理论研究。可以说半个世纪以来，赵先生不是在做临床，就是在做临床研究。传统中医讲究"半日临证，半日读书"，赵先生可谓此中典范。和赵先生面谈出版事宜的时候，也可以感觉到他是一个快意恩仇的真君子。

近些年来，网上流传着一些关于赵先生的争议。比如先生当年因为论文《近代中西医论争史》引起争议，没有在中国中医研究院拿到硕士学位证。赵先生对于读经典的看法，对于某些中医人和中医书的看法，也引起了很多人的争议。在今天来看，这些事情都已成为过眼云烟，对于某些人和事来说，是非对错已经不重要，不过，学术上的论争，却可以继续，并且大家可以有理有据地一直辩论下去，这样才有利于学术的提升。

我们大家都知道，作为中医，著书立说是很不容易的。很多书稿，要么校释古文，要么汇集临床医案，而就某些学术问题，举例子，讲逻辑，然后总结出自己观点的著作极为少见。赵先生的大多数著作观点鲜明，论据充分，发人深思，是中医书里的佳品。从赵先生的临床疗效和他的著作来看，赵先生可谓是"博古通今，医贯中西，学验俱丰"。这就是本社不计盈亏，出版《赵洪钧医书十一种》丛书的原因。好的著作，应当分享给读者，流传于后世。

以下简单介绍一下本套丛书 11 个分册：

《近代中西医论争史》是赵先生的处女作，也是他的成名作，更是近代中西医关系史的开山之作，填补了医学史研究的一大空白。此书一出版，好评如潮。在国内，该书被有关学界指定为研究生必须精读的书。美国著名汉学家席文教授（N sivin）为此书做了 17 页的英文摘要，刊登在《CHINESE SCIENS》1991 年 10 月号。韩国学者李忠烈已经把此书译为韩文，正在出版中。

《内经时代》不但"笔酣墨畅，才气横溢，锐不可当"（周一谋先生语），而且被认为是"20 世纪中医史上出现的少数几个奇迹之一"（郭文友先生语）。此书确有"一览众山小"的气概，给人以理性的震撼和启迪。台湾"中央"研究院语言历史研究所李建民研究员称此书"小景之中，形神具备"，"值得反复咀嚼"，确实有益于"一切和《内经》打交道的人，更快、更好地把握《内经》"。

《希波克拉底文集》是赵先生的译著，是了解西方古典医学的第一手资料。希波克拉底是西方医学的始祖，西方第一部医学专著以他的名字命名为《希波克拉底文集》。

《中西医比较热病学史》也是开创性的工作，既有历史意义，也有重要的现实意义。作者通过对中西医热病的概念、诊治等方面的比较，探讨怎样使更多的临床医生能看病。

《伤寒论新解》展现了赵先生及其导师马堪温先生在逻辑学、科学学、伤寒学以及中西医结合方面的深厚功底。该书以全新的视角，提出了不少仲景学说的新观点。

《中西医结合二十讲》分析了涉及中西医结合的 20 个重大理论问题，理清了中医经典及其与旧学的关系，深化了中西医结合理论，并运用现代科学阐述了一些中西医结合的独到见解。该书内容或可对中西医结合的科研方法、政策制定等提供一些参考。

《医学中西结合录》是赵先生的临床佳作，其中验案近 900 例，涉及中西医内、外、妇、儿、五官、皮肤各科，是先生 40 年临床心血的浓缩。从中不难看出，作者在中西医理论和临床方面的深厚造诣，值得中西医临床工作者认真参考。

《赵洪钧临床带教答问》是赵先生 40 年中西医临床经验的总结，由临证真传和医理心典两篇组成，详述了先生临床诊疗感悟和在诊疗过程中遇到的医案的评述与分析，立论精辟，有重要的临证参考价值，是中医临床医师不可缺少的指导书。

《赵洪钧医学真传》浓缩了赵先生的医学思想。此书由博返约、授人以纲、示人以巧，殊为难得。内容分为理法传心和临床示范两部分，理法传心部分是作者多年来读书、临证、治学的感悟和真确心得；临床示范以内、外、妇各科分门别类收录病例，每种疾病虽用药不同而治病相同，以体现同病异治的特点。凡论深入浅出，言简意赅。

《赵洪钧医学真传续：方药指迷》是赵先生在中药和方剂方面的经验之作。正如先生所说："虽然不敢说，有关方药的拙见对后人很有帮助，但毕竟是我殚精竭虑，读书、临证五十年所得。把它们带进坟墓我心有不甘。"此中拳拳之心，很是感人。该书重点阐述作者临床最常用的中药 60 多种。介绍每一种方药，都是先略述其功效，接着列举较多的古今名医验案，进一步说明。这样就像跟着古今名医诊治疾病，临床经验少的人能够印象深刻，专家也能从中有所收获。

《赵洪钧医论医话选》为赵先生数十年来的各种医论医话的合集，有的讲解经典，有的论医学教育，有的谈医德医风，有的研讨医学史，内容丰富，观点独到新颖，可读性强。孟庆云老师称赞赵洪钧老师有史家的眼光和思维，令人境界超升；阐释的中西医学要蕴及其闪光点对读者有思路的启迪和激扬；勇于批判现实中的浊流和妄论，催人锐意进取。

这次《赵洪钧医书十一种》丛书的面世，得到了河北中医学院和各界朋友的大力支持，谨致谢忱。也欢迎读者诸君多提宝贵意见。

黄小龙

2019 年 7 月

修订说明

　　本书力求简明，此次修订，除了订正字句外，主要是将寒证治验、热证治验、虚证治验和实证治验修改得更加简明且准确。相信读过本版后，初入门中西医大夫会更能提纲挈领地把握中西医。对有一定临床经验的同好也有参考意义。

赵洪钧

2019 年 5 月 16 日于石家庄寓所

自　序

　　从医四十多年来，我做过中西医内、外、妇、儿、五官各科的临床工作，还从事过较长时期的教学和科研。不敢说自己医贯中西，博古通今，学验俱丰，却一直在殚精竭虑地探索和实践，特别是致力于中西医汇通或中西医结合。青年时代，为学求博，广泛涉猎古今中外医学，乃至其他古今中外学问。中年之后，由博返约，自觉颇得医学真谛。毕生心得不敢私秘，于是勉力整理成文，以期有助后学。但西医体系过于庞大，有关拙见已见《医学中西结合录》，不再重复，故本书虽略涉西医，却以中医为主，又以临床为主。初拟书名《洪钧医学传心录》，稿将成，有朋自远方来，建议取现书名。全书取问答体，便于直接切入实质问题且简明扼要。如果觉得某些问答过于简略，请参看《近代中西医论争史》《内经时代》《中西医比较热病学史》《伤寒论新解》《中西医结合二十讲》和《医学中西结合录》等旧作中的有关论述。本书曾蒙人民军医出版社于2010年出版。此次学苑出版社将之收入《赵洪钧医学全集》，特致谢意。本书不能代替医学院校的教科书和一整套教学，却将帮助读者截断众流、执简驭繁地把握中医临床理法方药体系。对于如何把握西医，本书也指明了津梁或坦途。是否值得自许如上，只有请读者一阅。

赵洪钧
2019年3月15日于石家庄寓所

目　录

临证真传

医理心典

临证真传

问：先生在此是要把独到的临床心得传授给我们吗？

答：是的。以下所讲虽非完全前无古人，却是我毕生研究中医临床理论的心得。愚见将帮助诸位截断众流、直入堂奥，执简驭繁地把握中医临床理法方药体系。学好以下所讲，固然不可能对中医无所不知，却敢肯定将使诸位有豁然贯通之感。

问：中医临床理法方药体系与整个中医体系有什么不同吗？

答：本来是一回事，只是临床探讨一般不必详细论述中医基础理论的渊源、本意和现代解释。所以，如果只想做一名临床中医，把握好本题目所讲就受益良多。当然，高明的中医必须对中医基本理论有更多的了解。为此，除了熟悉本书的中医要旨、内经撮要、伤寒指归、温病要义、脉诊真诠、辨病辨证、外感述要之外，最好再参看旧作《内经时代》《中西医比较热病学史》《伤寒论新解》《中西医结合二十讲》和《医学中西结合录》等。

问：以上尊意只涉及中医，莫非不能就西医临床理法方药给我们一个同样截断众流、直入堂奥，执简驭繁的纲领吗？

答：本题目虽然不是根本不涉及西医，有关内容确实不多。西医临床也不出理法方药四方面内容，但很难像下面所述有关中医的这样，给大家一个很简明的纲领。

问：为什么不能就西医给我们一个简明的纲领呢？

答：因为当代医学体系太庞大了，这也是为什么本书偏重中医。

问：有什么大作可以在西医方面给我们指示门径吗？

答：请参看上面提及的旧作，特别是《中西医结合二十讲》与《医学中西结合录》。我相信，它们对诸位深入理解一切西医理论和实践都有好处。

问：先生将如何讲述临证真传呢？

答：以下分 12 个题目介绍。其中"证治纲领"，主要讲中医辨证论治的理法方药要点。其余 11 个题目都是结合病案说明如何把理论运用于实践。所举病案以我的验案为主，也有古近名医的验案。

证治纲领

问：证治纲领是什么意思呢？

答：就是中医辨证论治或理法方药体系的统帅。

问：纲领或统帅可以一句话了结吗？

答：可以。下面将给出这样一句话。不过，纲领虽然重要且简明扼要，却不是只记住它即可。为了让大家明白为什么这句话有提纲挈领、纲举目张的作用，还有必要略述纲领的所以然。

因为要逐步由浅入深，未免问答太多。为了便于诸位一目了然，下面加上几个标题。

一、念念不忘辨四证

问：请先告诉我们一句话的证治纲领好吗？

答：好！就是要牢记"虚、实、寒、热"四个字，或者说，中医临床要念念不忘辨四证。

问：这确实是我们听到过的最简明的纲领。然而，这四个字怎么能统帅中医临床理法方药体系呢？

答：我们不妨从中医如何诊治疾病说起。其实，这是众所周知的：中医诊治疾病是辨证论治或辨证施治。每次辨证论治都包括理法方药四方面内容。

问：理法和方药是什么关系呢？

答：方和药无不系于"法"，"法"无不系于"证"。"证"是"理"的体现。于是，把握好了最重要的证，就把握了最重要的治病大法，也同时对方药有了理性认识，亦即同时提纲挈领地把握了方和药。可见，把握中医理法方药体系的要害，就是把握纲领证。

问：中医的理和法主要是什么呢？

答：中医的"理"主要是它的辨证理论，它的"法"，主要是治病大法。

问：那么，纲领证就是"虚、实、寒、热"，因而中医临床要念念不忘辨虚实寒热四证吗？

答：是的。为比较深入地说明愚见，不妨再从辨证和用药何者更重要说起。

问：辨证和用药什么更重要呢？

答：古人说："医难于认证，不难于用药"。这话是说：诊断重于治疗或诊断决定用药。

问：什么叫认证呢？

答：就是辨证。

问：辨证是什么意思呢？

答：就是医家通过望闻问切，对病情做出判断或诊断的思维过程。

问：辨证很难吗？

答：做到百分之百的准确，不容易。大方向不错，则不难。医家诊病，首先要保证大方向不错。其实，做任何决策都是这样：大方向对了，达到目的只是早晚的事。大方向错了，只能南辕北辙。

问：如何保证大方向不错呢？

答：要想大方向不错，必须念念不忘地抓纲领证或最重要的证。

问：纲领证或最重要的证是哪几个证呢？

答：就是虚实寒热四证。

问：为什么说虚实寒热是最重要的证呢？

答：辨证是为了施治，即据以立法、制方、遣药。制方、遣药都要体现法，只有辨出据以立法的证才能遣药制方。中医据以制定大法的证，首先是虚实寒热。它们是据以处方用药的第一级依据，其重要性自不待言。

问：中医有几套辨证纲领，莫非除了虚实寒热都不足以据以制定大法并制方遣药吗？

答：我看是的。比如，辨出病在六经何经，在五脏六腑何脏腑，在表在里，属阴属阳，在卫在营，在血在气等，都不足以据以制定大法并制方遣药。

问：中医有理气、活血化瘀等治法，针对的是气滞、血瘀等证，莫非它们也不出虚实寒热吗？

答：可以认为它们属于广义的实证。当然，它们最好相对独立。见下一个题目。但无论如何，它们还是不如虚实寒热更具有普遍意义。所以，虚实寒热四证最重要，必须念念不忘辨四证。

问：虚实寒热似乎不能统帅燥和湿，如何认识它们之间的关系呢？

答：是的。从逻辑上讲，燥湿至少可以和寒热并列。联系临床实际，则燥湿远不如寒热重要。为了理论上严密，一句话的证治纲领，也可以改为念念不忘辨六证。六证就是虚实寒热燥湿。由于燥湿远不如虚实寒热多见而重要，我觉得最好还是：念念不忘辨四证。

问：一下子辨出伤寒太阳病桂枝汤证、麻黄汤证、小青龙汤证或痢疾、疟疾、感冒等不是更好吗？

答：如果是照背《伤寒论》判断出太阳病上述三证，用上述三方是正确的，也必然有效。但是，这不等于对三证和三方有了本质认识。只有认识到桂枝汤证是表寒虚证（注意！在这个判断中，寒和虚比表重要），麻黄汤证是表寒实证（注意！在这个判断中，寒和实比表重要），才算有了本质认识。这样才能理解，为什么桂枝汤证也可以不用桂枝汤，桂枝汤也不是只适用于太阳病，更不是只适用于治伤寒；麻黄证也可以不用麻黄汤，麻黄汤也不是只适用于太阳病，更不是只适用于治伤寒；也才能理解为什么后世还有那么多辛温解表方。认识温病方乃至一切方药都是这样。

小青龙证稍微复杂一些，即不单单是寒热虚实问题，详细拙见请参看旧作《医学中西结合录》中的支气管哮喘一节。

至于痢疾、疟疾和感冒，多数群众都能认出来。选用非处方药，也常常有效（**按**：暂不讲不药而愈的道理）。比如，治痢疾用香连丸、黄连素片（既可看作中药，也可视为西药）、痢特灵；治疟疾用唐拾遗药丸（**按**：旧时故乡常出售的抗疟中成药）、奎宁、氯喹啉；治感冒用藿香正气、银翘解毒、防风通圣、感冒通等，群众都知道。不过，一旦病情复杂、危重，用非处方药无效，或加重，或出现了其他问题，就非仔细判断虚实寒热据以立法不可。当然，还常常需要更细一些的判断，不过，只有做出这第一步判断之后，才有必要或有可能做更细的判断。弄不清虚实寒热的医生，不大可能进一步辨证。

问：温病按卫气营血或三焦辨证，虚实寒热不是不重要了吗？

答：温病家之所以常常不辨寒热，是因为他们预先认定温病病因是温邪（还有湿和暑等，但不很重视），因此，卫气营血证大都是热证。

如果是寒证，温病家也会用姜附等热药。《温病条辨》治寒湿就有椒附白通汤、桂枝姜附汤、附子理中汤及其加减等。至于虚实，温病家也很重视。所以，不但有痛下、数下之法，也有补益法。《温病条辨》治久痢、休息痢就有参茸汤、参苓白术散、肉苁蓉汤等。

问：我们熟悉的辨证纲领是"八纲"，其中包括"寒热虚实"，为什么尊见舍去阴阳表里，特别突出"四证"呢？

答：旧作《中西医结合二十讲》第八和第十八讲中，对此有比较详细的论述。今不再引拙文，只约略说一下为什么要突出"四证"。

当代医家熟知的"八纲"，是近代医家祝味菊提出来的。

他说："杂病种类繁多，古人以为不出八纲范畴，明八纲则万病无遁形矣。所谓八纲者，阴阳、表里、寒热、虚实是也。"（祝味菊口述　陈苏生整理　农汉才点校　《伤寒质难》福建科学技术出版社　2005 年 3 月第 1 版 86 页）。

祝氏八纲的直接渊源，是明代大医张景岳和清代大医程钟龄的思想。

在张氏那里，八纲的表述是："凡诊病施治，必须先审阴阳，乃为医道之纲领。……六变者，表里寒热虚实是也，是即医中之关键。明此六者，万病皆指诸掌矣。"（张介宾　景岳全书传忠录　第一版上海　科学技术出版社　岳峙楼藏版影印本　卷一 18—20 页）

程氏的表述是："病有总要，寒热虚实表里阴阳而已。病情既不外此，则辨证之法亦不出此。"（程国彭　医学心悟　第一版　北京　中国中医药出版社 1996 12）

但须知，还有略异的八纲说。如：

楼全善说："脉之浮沉迟数虚实洪细滑涩所指阴阳表里寒热血虚气实，皆诊病之大纲。"（《医学纲目·阴阳脏腑部》世界书局印行 1937　卷二46 页）

张三锡说："古人大法有八：曰阴、曰阳、曰表、曰里、曰寒、曰热、曰虚、曰实。而气血痰火，尽赅其中。"（《医学准绳六要》）

孙一奎说："凡证不拘大小轻重，俱有寒热虚实表里气血八个字。"（张印生主编《孙一奎医学全书·赤水玄珠·凡例》中国中医药出版社 1999 年第 1 版　15 页）

综看以上五家之说可知，祝氏对八纲的理解不准确。他继承的八纲，也不是最好的。

比如，八纲不是只适用于"杂病"，即不是只有杂病不出"八纲"范畴，而是内伤、外感、伤寒、温病、杂病都不出八纲范畴。

再如，阴阳之辨过于空泛，远不如气血具体。没有气血辨证，就没有气滞、血瘀等证，也就没有理气、活血等治法。甚至没有补气和补血法。不能统帅这些证的纲领，就有重大缺陷。

于是，如果想保持"八纲"说，最好把八纲改为：虚实寒热表里气血。

当然，也可以改"八纲"为"十纲"，即阴阳虚实寒热表里气血。

虚实寒热表里气血的"八纲"，是孙一奎之说。他的原话如下：

"医难于认证，不难于用药。凡证不拘大小轻重，俱有寒热虚实表里气血八个字。苟能于此八个字认得真切，岂必无古方可循！即于十二经药性中，表里寒热温凉间，摘出治之，自然权变合宜，不失胜算。故古谓审证如审敌，知己知彼，百战百胜矣。"（韩学杰、张印生主编《孙一奎医学全书·赤水玄珠凡例》中国中医药出版社 1999 年第 1 版 15 页）

显然，孙氏对八纲的重视略同我重视四证。

问：为什么各家的八纲说都有表里呢？

答：主要原因有二，一是表里概念始于《内经》，定型于《伤寒论》，受这两部经典的影响，后人必然重视表里；二是因为古时热病危害最大，因而是医家最常面临的难题。热病初起——即表证——治疗是否恰当，尤其重要。所以，表里之辨虽然只适用于外感而且里证是负概念，古代医家还是很重视表里。

尽管如此，即便在古代医家那里，表里之辨还是远不如虚实寒热之辨更受重视。

问：为什么尊见主张以气血代阴阳呢？

答：旧作《中西医结合二十讲》说："气血无所不至，脏腑、经络、四肢百骸、五官九窍乃至皮毛爪甲，即全身之一切生理、病理变化，无不通过气血运行而实现。所以，气血辨证适用于认识一切疾病。这一学说抓住了最重要、最活跃之生命现象，因而生命力很强。郁、滞、瘀、逆、陷等病理性质概念，就是专为气血辨证而设之。"

所以，最好以气血代阴阳。

但请注意，我的意思是：如果非要保存"八纲"术语，最好以气血代阴阳，而不是说气血和阴阳完全等价。

问：八纲或十纲中有阴阳、表里、气血，难道它们不如虚实寒热重要或不如虚实寒热更有统帅作用吗？

答：是的。阴阳、表里、气血之辨，一般均不能据以立法，更不足以制方用药。里证尤其如此，故它们不如虚实寒热更有统帅作用，因而不如虚实寒热重要。

换言之，阴阳表里虚实寒热气血十个字，不是每个字或每一对概念，都当得起无所不掣的纲领。

如果所选概念真的称得起无所不掣的纲领，即每个字或每一对概念，对整个中医体系都有全面统帅作用，因而各类疾病、各种方法、每一个病人都必须用它们来把握，只能选"虚实寒热"四证。

试看以上六家说八纲，都包括这四个（两对）概念，说明虚实寒热比阴阳、表里、气血重要，因而是诸家都认同的。

更重要的是：四大证不仅是辨证的总要，更是施治的第一级依据。

只有这四证上牵诊法，下定治则。阴阳、表里、气血也上牵望闻问切，却不能下定治病大法。于是，中医临床要念念不忘辨四大纲领证。

问：纲领证如何下定治则呢？

答：纲领证有寒热虚实，治病大法就有温清补攻。

问：寒热虚实这两对概念的重要性完全相同吗？

答：我认为，虚实比寒热更重要，故上面所述四证的顺序最好改为：虚实寒热。于是，最重要的中医治则依次为：补攻温清。

问：弄清虚实寒热，从而定出补攻温清治则，治疗就能有效吗？

答：按照中医理论，必然如此。如果没有弄清虚实寒热而治疗有效，多数情况下，中医理论就不能说明为什么。那样的疗效不是盲目幸中，就是零散经验。现有中医知识中，确有在理论体系之外的经验疗法，但中医治病最有效、可重复性最强、使用频率也最高的大法必然是补攻温清。

问：中医针灸和手术等也不出补攻温清吗？

答：针灸的理法也不出补攻温清。手术、推拿、按摩、正骨、驱虫、杀虫等方法，不能完全归入补攻温清，但本书不拟讨论。

总之，补攻温清是最有中医特色、应用最广的治法。讨论当代中医，尤其如此。这是本书讨论的重点。

无论辨出病属内伤外感，也无论辨出病属阴、属阳、在气、在血、在表、在里、在脏、在腑、在六经、在三焦、在营卫，必须再判断出病性的虚实寒热，才能立法。极言之，阴阳、表里、气血、脏腑、六经、卫气营血、三焦等等可以不辨，虚实寒热非辨不可。

问：辨出虚实寒热，是否即可施治呢？

答：这一步辨证主要据以制定大法，一般不足以具体施治。不过，如果是大虚、大实、大寒、大热的危急大证，也常常足以施治。比如，但见急性腹大满实痛，即可照用大承气；但见大出血欲脱，即可速投独参汤；但见表里大热，即可照用白虎汤；但见大汗欲脱，即可照用桂枝加附子汤、参附汤或急煎单味大剂山茱萸等；但见肢冷、身凉、脉厥（或微细）、冷汗不止即应急用四逆汤或白通加猪胆汁汤。

治大证的方剂，无不是补攻温清峻方。

出现了危急大证，病人就在生死关头。

由此也足以说明，虚实寒热之重要。

其实，古今名医辨证，也常常辨到虚实寒热为止，请参看"虚证治验"等题目中的典型验案。

问：辨出虚实寒热足以指导用药吗？

答：中医治病最重要或最有效的药物，大多是针对虚实寒热。比如，见虚重必用参芪归地等；见实重必用硝黄瓜蒂等（**按：汗法单论**）；见寒重必用姜附肉桂等；见热重必用三黄石膏等，故至少可以说，中医要方中的君药，基本上是根据虚实寒热选定的。今中药学讲道理，也主要说各药的补攻温清。

总之，中医临床要念念不忘辨四证。

从第一眼看到病人，到正式望闻问切，到制定大法，到处方遣药，始终要斟酌的就是虚实寒热四个字。

二、四证统帅十四证

问：四证如此重要，是说辨清四证就万事大吉了吗？

答：不是。四证之外，还要辨十证。

问：还有哪十证呢？

答：旧作《中西医结合二十讲》第十八讲指出：从中医理论体系看，包括四证在内，比较重要且直接决定治则的证有十四个。

十四证是：阴阳寒热虚实燥湿逆陷瘀滞癥瘕积聚（**按：癥瘕积聚算作**

2 证）。

问：四证和十四证是什么关系呢？

答：旧作从方剂角度说明过，为什么要取这十四证。这里再说一下十四证和四证的关系。

阴阳虽然被视为纲中之纲，只辨出病属阳或属阴（包括伤寒之三阳三阴病和疮疡之阴证阳证等）却不足以定治则。只有判断出病属阴虚（衰）、阳虚（衰）、阴盛、阳亢，才能立法。可见，八纲中的阴阳，也离不开虚实。瘀滞癥瘕积聚都属实证无烦多言。逆证可虚可实，陷证无不属虚。

只有燥湿不宜勉强用虚实寒热统帅。

我原想把燥湿和虚实寒热四证并列，那样，上一个标题就是：念念不忘辨六证。

鉴于燥湿远不如虚实寒热普遍而且少见危候，暂把它们降一级。

问：不少古人把痰饮算做一证，尊意认为痰饮可以列入十四证吗？

答：我看不可以。古人分病有气血痰郁之说，那是一种很无道理的分法，因为既不是按病因分类，也不是按病理分类，更不是按基本证型分类，只能造成混乱。况且痰饮也要受虚实寒热统帅，即痰有寒热之分，也有虚实之别。

十四证之间是可以组合的，临床实例大多不是单纯一证，但复合证也是分别判断而后相加的结果。比如，虚寒证，就是既见虚又见寒；里热燥实证，就是病在胃家，有热、有燥屎。癥瘕积聚本身无不属实，但常见邪盛正夺或标实本虚，于是就成为虚实夹杂。如此类推。

问：以上所论确实很简明实用，但是，尊论所谓四大证或十四证似乎太简单——与今中医诊断学教材所列辨证（即一般通用《中医诊断学》教材中篇）的内容详略相距太远了。莫非教材不得要领吗？

答：不敢说统编教材有意把简单问题弄复杂了，但是，诸位学过教材之后必然不像读过以上拙论心中豁然。

实际上，教材中确实有把简单问题弄复杂之处。

比如，教材有所谓"病因辨证"，其中第二节为"情志内伤辨证"。实际上，情志病的病因一般应该、也很容易通过问诊得知。教材就此讲得很复杂，反而难得要领。至于"外伤辨证"就不应该放在"病因辨证"之中，因为外伤这个病因已经清楚了。加之，认识和处理外伤不是中医之长，莫如略去或引进西医知识。

此外，教材中还有因为中医基本理论有缺陷，因而有关辨证必然误入歧途之处。

如其中的"六淫辨证"中有所谓"风淫症候"。

其实，风不是独立的病因。教材无论写多少文字，也说不清如何辨出病因是风。详细拙见请参看旧作《中西医结合二十讲》的第八讲。

至于"经络辨证"则内容空泛，实用意义很小。

"三焦辨证"，欲简适繁，意义更小。

"六经辨证"虽然出自经典《伤寒论》，辨出病属何经却不足以定治则，更不足以遣药制方。

问：关于教材的尊论我们也有同感，但是，教材中还有气血津液辨证和脏腑辨证。它们的内容都很多，莫非也没有什么意义吗？

答：这两种辨证理论是重要的，但是，教材也有些烦琐而且说得不清楚。如何把握气血辨证，请参看旧作《中西医结合二十讲》第十一讲。关于脏腑辨证，请看下文"善用五脏补泻方"。

三、四法统帅二十法

问：什么是四法呢？

答：四法就是上文提及的针对虚实寒热的补攻温清。

问：二十法指什么呢？

答：古人在四法的基础上把中医治病大法发展为二十法。

为了便于记颂，旧作《中西医结合二十讲》整理的中医治病大法如下：

汗吐下和温清补消，理活润利升降涩燥，化癥破瘕安神开窍。

如果把化癥破瘕看作一法，上举 24 个字就是 19 法，如果看成两法，就是 20 法。

问：前八个字不就是八法吗？

答：是的。不过，其中的"和"法，需要重新定义。简言之，和法乃寒热并用、燥湿并用、升降敛散并用的复合治法。详细拙见，请参看旧作《伤寒论新解》中的"柴胡汤新解"或《中西医结合二十讲》中的"和法新解"。

问：中间八个字是何意呢？

答：理者，理血理气也；活者，活血化瘀也；润者，润燥滋阴也；利者，利水渗湿也；升者，升阳举陷也；降者，降逆也；涩者，涩滑固脱也；燥者；燥湿祛痰也。

后八个字之含义很清楚，不再解释。

问：不是一法对一证吗？上面说"比较重要而且直接决定治则之证有十四个"，为什么治病大法有十九个或二十个呢？

答：严格说来，不能说 19 法或 20 法都是大法。大法只有补攻温清四法（**按**：加入润法和燥法就是六法）。整理为 20 法，由于三方面原因：

一是出于保持传统，故不但照取了古人的八法，其余 16 个字也无不是直接采用了传统术语。其实，八法中的汗吐下三法都是攻法。消导法所治也是实证。和法需重新定义，见上文。于是，旧八法实际上还是四法。

理活二法是针对气血郁滞的，可以理解为气血辨证论治的攻法。

润燥滋阴近于补，利水渗湿近于攻。

升阳举陷是特殊的补法，逆证的治法也不出补泻。涩滑固脱近于补，燥湿祛痰近于攻。于是，中间八个字不出攻补。但它们相当成熟，应该独立。可以把它们称作新八法。

二是不能让实际迁就理论。和法已如上述，不赘。汗法所对也不是单纯一证。麻黄汤治的就是表寒实证。

三是为了便于记颂，故整理为 24 个字而且粗粗有韵。

总之，不是 20 法——针对 20 个单一证。

针对单一证的是：补对虚、温对寒、清对热、润对燥、燥对湿。

可见，还是虚实寒热证最重要。

问：20 法是否把中医治法包容无遗了呢？

答：不能说很全。比如，止血、止呕、平喘等也可以算作法，但是，不能算是大法。不辨虚实寒热燥湿的止血、止呕、平喘只能算是对症疗法，而不是辨证施治。至于外科手术、推拿按摩和其他外治法，则不在讨论之列（**按**：大致也不出补攻温清，详说从略）。今方剂教材中还有驱虫和杀虫方，诸位应该能够理解，它们不必视为大法，况且目前相当少用。

问：实证的治法那么多，是因为实证更重要而且多见吗？

答：实证的治法多，不是因为它更重要而且多见。典型的实证治法有汗吐下三法，首先是因为邪气部位不同；其次是因为治疗实证的方药容易发明因而成熟很早。

我以为，早在文明时代之前，人类就应该有吐法和下法的经验知识。

因此，吐下法容易发明，也容易掌握（**按：尽管如此，见急性腹大满实痛，还是有的人不知道或不敢用急下法**）。

汤碳逼汗，温覆取汗，差不多是人类本能。用麻黄发汗，也可能早在史前就有。这大概是为什么汗法居于八法之首。

不过，真正说清发汗为什么适用于热病初起，必须中西医结合阐述。旧作《伤寒论新解》和"中药药理学应说清中医特色"（见《中西医结合二十讲》第十七讲）讨论颇多。下文还会结合解表法进一步说明。

还有必要说明的是，实证的概念两歧。有形的实证如燥屎、腹水、癥瘕积聚容易理解和判断。无形的实证如麻黄汤证、大青龙汤证、调胃承气汤证等——特别是麻黄汤证，不见得人人清楚其中的道理。对此，也将结合表证进一步说明。

问：虚实寒热四证的常见顺序如何呢？

答：目前大体依次是虚、寒、热、实。

何以如此，旧作《中西医结合二十讲》有所探讨，虽然不很清楚，不再细说。请读者自己体会（**按：古时热证可能比寒证多见**）。

四、方无穷而法有限

问：中医治病，最后要落实到方药。古今方剂特别多，虚实寒热与补攻温清也有助于提纲挈领地把握方剂（和药物）知识吗？

答：广义的方药包括内服、外用药物，也包括手术、推拿、按摩、心理治疗乃至祝由等。多数一家之言的临床中医书，都有专题谈方剂和药物。不少名家，还要创制一套方剂。这也是为什么有那么多古今方，以至于后人学中医感到歧途太多。本书主要讨论内服方药。我相信，念念不忘虚实寒热四大证以及与其对应的补攻温清四大法，足以帮助诸位提纲挈领地把握方剂（和药物）知识。

问：现行中药学和方剂学教材，是数十年甚至近百年来中医界继承和发扬传统知识的结果，尊见和教材不完全一致，莫非尊见远比教材高明吗？

答：不敢说拙见远比教材高明，却是数十年来由博返约的心得。教材固然凝聚了许多人的心血，但是，系统学过教材的人，很可能还是觉得有关知识庞杂而无所适从。

问：您怎样看方药呢？

答：旧作《中西医结合二十讲》第十八讲有如下说：

"在中医知识当中，最令人感到庞杂而无所适从的不是药物知识，因为药品的数目，特别是常用药物数目有限。今高等中医院校中药学教材中，虽然要讲近 400 种药物，但其中有将近 100 种是不常用的。具体到一位临床医生，习惯用的药物大多在 200 种左右，最常用的药物大约100 种。"

中医方剂则不然。

总看历代方剂，多到了吓人的程度。明代中叶已有六七万个。近来收集，大约十万。总之，中药的数目再多，也应该是有穷的，常用者更有限。反之，由于组合灵活多样，方剂数目几乎无限。学者怎样把握如此众多的内容呢？今方剂教材，载方三百多首，它们是否能大体代表十万方剂呢？

笔者告诉读者之捷径，就是本讲之题目"方无穷而法有限"。换句话说，就是要善于以法统方。

其实，从中医理论体系看，药物也是统于"法"。

1949 年后的中药学和方剂学教材是一个体系，这一体系建立在中医辨证论治基础之上。更确切地说，是建立在基本治法基础之上。

问：基本治法是怎么来的呢？

答：上面已经说过："法"无不系于"证"，故基本治法无不来自基本证。比如，中医有表证之说，有关教材各论都从解表开始。中医有虚实之说，就既有补泻（或攻）之药更有补泻（或攻）之方。中医有寒热之说，就既有温清之更有温清之药方。

总之，把握方剂和药物不宜一味记颂，而要善于由理法入手执简驭繁。

尽管古今中医方剂不下十万，要言之，不出补攻温清四大类以针对虚实寒热四大证。如果稍微详细说，古今方剂不出拙见二十法，以针对拙见十四证。

五、掌握大法自组方

问：古人临证讲理法方药四步，这是怎样一个过程呢？

答：理指辨证依据；辨出证，就有了法；方是体现法的，故有法才能有方；方是药组成的，故也可以说，有法才能遣药。

问：上述 20 法很接近现行方剂和中药教材的体系。然而，今教材编入 300 多个方剂，莫非上举 20 法的每一法都有近 20 个方子吗？

答：一法多方是由于法中有法，即多数方剂不是针对单纯一证而是针对复合证。

问：为什么要针对复合证制方呢？

答：这是因为人们患病不是为了医家方便，反之，医家只能从纷繁的疾病现象中总结出基本证，因而制定治病大法。一个病人可以虚实兼有，也可以寒热并见，甚至虚实寒热同时具备。实际的证组合不同，就要求治法组合不同。教材编入的都是前人方剂。它们虽然不是完全来自临床实例，却是实践的总结。即大都是针对比较常见的复合证的。只不过证有主次，教材就是按针对主证的大法把方剂分类编排的。

问：所谓复合证就是虚实寒热的不同组合吗？

答：不能说完全如此。比如，气血辨证就产生了逆陷瘀滞等概念，因而产生了降逆、举陷、活血化瘀、理气解郁等治法。它们虽然也可以归入广义的攻补，却是中医治法的重要进步，应该视为大法。此外，针对燥湿证的润燥法和祛湿法，也应该看作大法。

今方剂和中药教材的体系，大体如此。唯解表法与拙见矛盾，说见下文。

试看，最成熟的泻下剂就不是只有单纯的泻下方。

寒下方必然针对里实兼热；温下方必然针对里实兼寒；润下方必然针对里实兼燥；逐水方必然针对里实水壅；攻补兼施方必然针对邪盛正夺。

解表方有专题讨论，其他各类方剂，不再分析。

总之，可以看出，虚实寒热四大证（**按**：加上燥湿就是六大证）最重要。

问：如此说来，不是可以先掌握针对单一证的方子或药物，而后自己组方针对复合证施治吗？

答：至少从理论上讲完全可以这样。古人针对复合证拟方也无何谬巧，只不过由于时代、地域、学派以及医家对病证、药物的认识或用药习惯、经验有差异，因而针对同一复合证（临床实例大多是复合证）可以拟出不完全相同或差异比较大的方子。加之，无足轻重的药多一味、少一味或用量不同，也被视为不同的方子，于是，见于记载的大约有 10 万方剂。

其实，10 万众方基本上不出针对十四证的二十法。

总之，掌握了十四证和二十法，人人都能选药组方。

为此，再把孙一奎的见解引出：

"医难于认证，不难于用药。凡证不拘大小轻重，俱有寒热虚实表里气血八个字。苟能于此八个字认得真切，岂必无古方可循！即于十二经药性中，表里寒热温凉间，摘出治之，自然权变合宜，不失胜算。故古谓审证如审敌，知己知彼，百战百胜矣。"

孙氏论证只有八个字，选药只分别针对表里寒热温凉（注意！没有虚实，温凉只是较轻之寒热），还可以据以选药处方施治不失胜算，按拙论20 法摘药组方，照顾必然更周到。

问：尊意是指辨对了证，制对了法，各任选一味对证之药就是一个有效的方子吗？

答：选药自然要对证，但同一证有轻重缓急不同，针对同一证的药物也有峻烈程度不同，不能说任选一药即可。（**按**：汗吐下三法针对不同部位和性质的实证，前已述及）又，前人已经对众多的药物做了筛选，疗效最可靠的一般是最常用的"大路药"。它们也常常是供应最充足且质量可靠的药物。要重点选用这些药物。一般说来，针对同一证，最好不是只选一味药。如果某药可以同时针对患者有的两证或三证等，则优先选择。比如热痢初起、肠痈初起或毒热壅盛的疮疡要优先选用生大黄，就是因为它能够同时泻下、清热和解毒。

问：按照尊见，有哪些"大路药"呢？

答：拙见如下：

发汗药：麻黄（**按**：自西医看麻黄，有一系列的肾上腺髓质激素样作用，中医除用于发汗之外还用其平喘等，故它的药效不是单一的。这样的中药很多，但以下所列尽量不重出，即按它们最重要或最有特色的功用归类。）

催吐药：甜瓜蒂、饱和食盐水。

泻下药：生大黄、芒硝、甘遂。

祛寒药：附子、干姜、肉桂、吴茱萸、桂枝（**按**：表寒也要温，即温药不限于温里，故把温里药改称祛寒药）。

清热药：黄芩、黄连、黄柏、栀子、柴胡、连翘、龙胆草、板蓝根、知母、生石膏、菊花、葛根、金银花、牛蒡子。

补气药：人参、党参、黄芪、白术、西洋参、五味子、山茱萸、生山药、甘草。

补血药：当归、熟地、首乌、阿胶、鹿角胶。

补阳药：鹿茸、肉苁蓉、补骨脂、蛤蚧（**按**：这里的补阳，含义是补肾阳）。

补阴药：生地、沙参、麦冬、枸杞子、龟板、鳖甲（**按**：大多不是补肾阴）。

消食药：山楂、神曲、麦芽、鸡内金。

理气药：厚朴、枳实、木香、枳壳、乌药、香附、莱菔子、青皮、陈皮。

活血药：川芎、桃仁、红花、怀牛膝、乳香、没药、丹参。

润燥药：麻子仁、郁李仁、肉苁蓉。

利水药：茯苓、猪苓、泽泻、车前子。

升举药：升麻、柴胡、桔梗。

降逆药：生姜、半夏、旋覆花、代赭石。

收涩药：五味子、山茱萸、金樱子、粟壳。

燥湿药：陈皮、苍术、藿香、砂仁、草蔻。

祛痰药：半夏、贝母、桔梗、竹沥。

化癥破瘕药：三棱、莪术、三七、土元。

安神药：枣仁、远志、首乌藤、柏子仁、龙骨、牡蛎。

开窍药：安宫牛黄丸、苏合香丸（**按**：以方代药）。

降压药：川芎、牛膝、菊花、钩藤、葛根。

利胆药：茵陈、栀子、生大黄、黄芩、柴胡。

问：以上所列"大路药"一百种多一点，种类不是太少了吗？

答：我相信，上列药物是最重要的，它们可以组成绝大多数常用方剂。如果对当代常用中药做一次调查统计，使用频率最高的前一百种，应该大都包括在上列之中。我很少用以上所列之外的药物，甚至有的上列药物，也很少用，没有感到多少不便，疗效也常常很好，故对绝大部分临床医家来说，熟练掌握这一百多种药物的功效就够了。当然，在这个基础上再扩大用药范围，会更好。

问：为什么上列药物中，动物药极少呢？

主要是我对某些动物药的疗效不看好。比如，时下不少人喜用鳖甲、龟板，而且喜用大量，以至于它们几乎成为贵重药，近20年来我则从未用过，因为在我看来，不敢说它们完全无效，却敢说它们的疗效不如阿胶、生地。又曾见他人大量使用全蝎、蜈蚣，却从未见立竿见影之效。于是，以上没有列入。

问：还有没有比较重要的药物呢？

答：有。依次是：止血药、平喘药、止呕药。

之所以认为它们比较重要，是因为较重的出血、喘和呕吐非常危险或非常痛苦，能有治标之法暂时缓解也很好。这三类药依次是：

止血药：三七、小蓟、大蓟、地榆、仙鹤草。

平喘药：麻黄、桂枝、五味子、细辛。

止呕药：生姜、半夏、陈皮、吴茱萸。

问：降压药和利胆药是什么意思呢？

答：可以理解为中西医结合用法，详细拙见请参看旧作《医学中西结合录》中的"中药心得"、"高血压病"和"胆道病"。

问：孙一奎之外，前人还有像尊见这样看方药的吗？

答：有。最典型的是易水学派的创始人张元素。他的《脏腑标本寒热虚实用药式》可见于《本草纲目》。"用药式"就是用药公式的意思。只要辨清脏腑标本寒热虚实，即可照公式选药制方，其中涉及的药物也是一百种左右。旧作《中西医比较热病学史》曾扼要评价如下：

"《脏腑标本寒热虚实用药式》遣药以脏腑为纲，每脏腑有本病、标病。本病分虚实及六气所伤（非每脏均伤六气）。标病则只分寒热及六气所伤而不分虚实。执其说，则内伤外感均有活法。大约古人成说包容大半，实为极简明且细密之体系。用药止乎百品，组方几于无穷，即仲景要方，亦大致可从中理出。如胃腑标病有发热蒸蒸、发狂谵语，大肠本病有大肠秘结，此为阳明胃家实之主证；胃腑湿热，泻用大黄、芒硝，大肠实热，泻用大黄、芒硝；大肠气结，理气用枳壳、木香等。如此组方，颇同承气法。胆腑本病为口苦、呕苦汁、目昏不眠，标病有寒热往来，胸胁痛、头额痛、耳痛鸣聋，此在伤寒为少阳主证。用药有本热降火，首选黄芩；表热和解，药用柴胡、黄芩、芍药、半夏、甘草。如此组方，颇同柴胡法。肾脏本病有诸寒厥逆、标病有发热不恶热。用药有本寒温里，用附子、干姜、官桂、蜀椒、白术；标寒解表，用麻黄、细辛、独活、桂枝。如此组方，则与仲景少阴病之麻黄附子诸方以及四逆、白通诸方略同。"

李时珍称颂张元素为："大扬医理，灵素之下一人而已"。显然，在李时珍的心目中，张元素是《内经》之后最伟大的医学家——比绝大多数人尊奉的张仲景地位还要高。足见这位本草学家最看重的不是搜罗记载药物，而是对常用药物的理论把握。

问：古人认识药物的功效是经验性的，故有神农尝百草之说，给我们介绍些经验知识好吗？

答：大黄泻下，当归、元胡止痛，茯苓、泽泻利水，海藻、昆布治瘿，白砒治疟，砒汞治梅毒，麻黄治喘，麝香强心，鹿茸壮肾，乌头治痹，米仁治疣，杉脂、白檀油治淋，鹧鸪菜治蛔，大枫子治癫，硫黄治疥，肝脏治雀目，铁剂治贫血，皆经验也，古时不可以理推。又川山甲、王不留，妇人吃了乳常流；离家千里，莫食枸杞，亦经验也。其实，当代医学中的很多药物也是经验的改进。如氯喹啉和奎宁来自印第安人的经验，利血平出自印度草药蛇根，麻黄素出自中药麻黄。

关于麻黄研究，旧作《中西医结合二十讲》中有如下说：

陈克恢和他的同事们，进一步研究了很多结构与麻黄碱类似化合物的药理作用，从而推动了无数交感胺类化合物的合成。这些研究不仅发现了很多新药，分别用于呼吸系统疾病、鼻充血、疲劳、肥胖病和发作性睡症等的治疗，也为后来 α 及 β 阻断剂的研究和开发打下了基础。这项研究是从天然产物中寻找先导化合物，进行优化，开发新药的一个典范，也为研究和开发祖国医药宝库指明了道路。

总之，中医的经验药理已经对当代医学做出重要贡献。

问：医家总要继承前人的经验，可以就20法逐一介绍今方剂教材中最有代表性的方子吗？

答：可以。但列举代表方之前，需预先交代两点：

一是汗法古方不是针对单一证，下文将结合表证进一步讨论。

二是补法已经和气血阴阳辨证结合得比较成熟，有了为多数同好熟悉的方剂。下面列举的典型补益方将分为补气、补血和补阴、补阳。

于是，代表方如下：

发汗方：麻黄汤、大青龙汤、葛根汤。

催吐方：瓜蒂散、饱和食盐水。

泻下方：大承气汤（**按**：泻下不远寒，此方兼有清热作用）。

和解：大小柴胡汤（和解需重新定义，见下文）。

温里方：桂枝汤、大小建中汤、甘草干姜汤、四逆汤、吴茱萸汤。

清热方：白虎汤、黄连解毒汤、龙胆泻肝汤。

补气方：四君子汤、补中益气汤。

补血方：四物汤、当归补血汤。

补阴方：六味地黄丸、左归饮。

补阳方：四逆汤、肾气丸、右归饮。

消导方：保和丸。

理气方：枳实薤白厚朴汤、半夏厚朴汤、木香顺气丸、开胸顺气丸。

活血方：血府逐瘀汤。

润燥方：麻子仁丸、增液汤。

利水方：五苓散、猪苓汤。

升举方：升阳益胃汤、举元煎、升陷汤。

降逆方：小半夏汤、橘皮竹茹汤、苏子降气汤。

固涩方：玉屏风散、桂枝加附子汤、真人养脏汤。

祛湿方：茵陈蒿汤、二妙散、苓桂术甘散。

祛痰方：二陈汤、滚痰丸、贝母瓜蒌散。

化癥破瘕方：桂枝茯苓丸、膈下逐瘀汤、少腹逐瘀汤。

安神方：朱砂安神丸、天王补心丸。

开窍方：安宫牛黄丸、苏合香丸。

解郁方：逍遥散。

六、善用五脏补泻方

洪钧按： 为压缩篇幅，本题不再采取问答体。

人体二阴六腑、五官七窍、四肢百骸、皮肤腠理、毛发爪甲都为五脏所主或与五脏相通（关系密切）。于是，从理论上讲，全身疾病都应该而且可以从五脏入手施治。实际上，历代医家也制定了不少成套或不成套的五脏补泻方。详细列举全部有关方剂及其得失不大可能也不必要，只说一下我的看法和我常用的此类方。

1. 五脏补泻方，不是只对五脏虚实，而是同时针对五脏寒热。补五脏诸方（有名不副实者）一律补虚故偏于温。泻五脏诸方则主要泻"火"，故无不属清热法。总之，使用五脏补泻方也要念念不忘辨四证。

2. 五脏辨证常常和阴阳、气血相结合。从逻辑上讲，每一脏都可以有阴阳、气血证，习惯上却不是一律用阴阳气血虚实表达。比如没有肾血虚、肝阳虚、肺血虚之说。但需注意，尽管表达不同，阴虚阳虚和气虚血虚常常大体等价。

3. 从虚实角度看，五脏病以虚证为多，故五脏病以内伤为主。比如，心脏病既有心阴虚，也有心阳虚；既有心气虚，也有心血不足，却没有或很少见心阴盛、心阳亢、心气实、心血瘀之说。

我常用的五脏补泻方（自然有意推荐）如下（附：通腑气等常用方）：

补中益气丸、人参健脾丸、人参归脾丸、金匮肾气丸（桂附地黄丸、济生肾气丸略同）、逍遥丸、龙胆泻肝丸、香砂养胃丸、安神补心丸、天王补心丸、朱砂安神丸、木香顺气丸、槟榔四消丸。

我认为，补中益气法就是五脏皆补。它和金匮肾气法同用就更是这样。二者同用就是温阳补气。关于补中益气法的详细拙见，请看《医学中西结合录》中的"补中益气治百病"。

其他五脏补泻方，不再介绍，请读者参看《医学中西医结合录》中的拙案体会拙见。

七、补攻温清说解表

洪钧按：为压缩篇幅，本题也不再采取问答体。

今方剂教材解表剂分类如下：

辛温解表——属温法——针对（表）寒证。

辛凉解表——属凉法——针对（表）热证。

扶正解表——属补法——针对（表）虚证。

这一分类证明了温法、清法和补法之重要性，却漏掉了攻法。

于是出现了重要理论缺陷。

如果表证没有攻法，就不能认为表证有实证。

表寒实证之攻法就是发汗法。

早期理论把发汗略同解表是错误的，今教材把发汗法和其他辛温法混一，也是对表证及其治法认识不清的表现。

关于表证及其治法和方药，还有几个重要理论问题待探讨。以下仅略述关于汗法的浅见，其余从略。

1. 处理任何外感问题，首先是弄清虚实寒热，从而定出补攻温清治则。

2. 邪气盛为实，故表实证就是在表的邪气盛。只是，这种邪气盛表现为激烈的正邪斗争。之所以能表现为激烈之正邪斗争，是因为正气未夺。

3. 古人认为汗吐下三法都属于攻邪法。汗法就是适用于上述表实证。

4. 汗法加剧正邪斗争，实有推波助澜或煽风点火之意。

5. 加剧正邪斗争之结果，必然表现为体温迅速升高。

6. 汗法以迅速消耗正气为代价，故正夺者不宜用。

7. 最典型的汗法是重用麻黄的麻黄汤、大青龙汤和葛根汤。后世的辛温解表方，以藿香正气水略有汗法之意。

8. 温病为温邪所致，卫气营血证大多属于热证，快速升高体温的汗法不宜于温病初起。吴鞠通说"伤寒不可不汗，温病断不可发汗"，故虽然后世温病家也有汗法之说，卫分证之汗法却不是加剧正邪斗争，也不属于攻邪法。如果说温病初起也有攻邪法，那就是"凉"法——凉正对温。不过，此法是从寒热角度立论，不是从虚实角度立论，不能算是攻邪法。

关于此题目其余拙见，请参看下附旧作《医学中西结合录》中的类似题目。

附：寒温并论说解表

这个问题涉及重大理论，传统影响根深蒂固，故比较复杂。这里只说要点。

我的看法是：没有专门的解表药，也没有专门的解表方。表证也没有特定的治法。除下法之外，传统上说的治病八法中的其他七法都可以治表证。于是，除泻下药之外，其他药物也都可以用来解表。至于用什么法，遣什么药，基于对表证的进一步辨证。

那么，为什么很久以来就有解表药和解表方呢？

解表药和解表方来自表证概念。表证和解表之说始自《伤寒论》，故有关理论源远流长。

然而，即便保存表证概念，也不能说有专门的解表药和解表方。

由于读者习惯于旧说，看到上面这句话必然不解甚至以为是咄咄怪事。

中药学各论开头就是众多的解表药，方剂学各论开头就是众多的解表方，怎么会没有专门解表的药和方呢！

为此，进一步说明如下：

假如认为有专门的解表药和解表方，那么，言下之意就是：这些药和方①只能用于解表；②不能用于非表证；③此外的方和药不能解表。

情况显然不是这样。

比如，桂枝汤这个中医第一方在仲景书中就同时用于妊妇不能食等。方中的桂枝、芍药、生姜、大枣、甘草，应用范围之广，更是医家共知的。

再如，今方剂教材说麻黄细辛附子汤可以解表，那么，为什么附子不属于解表药呢！

再如，再造散的前两味药是黄芪、人参，其中还有附子、川芎等，为什么解表药中没有人参、黄芪和川芎呢？

读者可能拿温病方支持旧说，实际上也站不住脚。

比如，李时珍称连翘为"疮家之圣药"，今中药教材把它和金银花一起归入清热解毒药，为什么重用二者的银翘散成了"辛凉解表方"呢？

再如，桑叶味甘苦，为什么桑菊饮也是"辛凉解表方"呢！

其实，生活常识也告诉我们没有专门的解表方药。

比如，喝一大碗热面条儿汤再温覆取汗也治热病初起，如何认识这个解表药或解表方呢？莫非热面条儿的功用不是疗饥、补充热量而是解表吗？那样，没有表证时不是不能吃面条儿了吗！

今中药教材把解表药分为发散风寒药和发散风热药，读者可能拿古人认为表证需要发散的看法为旧说辩护。然而，如果表证需要的就是发散，桂枝汤中为什么还要用芍药、大枣和甘草就无理可说，且不说桂枝辛甘发散之说是否无可怀疑。

如果说辛温药的发散作用有经验基础的话——这种认识基于吃生姜等辛辣食物时多见出汗——辛凉药的发散作用只能是想象的。实际上，桑菊、银翘等也没有多少辛味。

尤其说不通的是：假如表证最需要发散，就不应该有再造散和麻黄细辛附子汤这种扶正（**按**：准确地说，麻黄附子细辛汤是扶阳法）解表方。

如此说来，到底怎样治表证呢？

很简单，就是要辨明寒热虚实。

证属寒，用温法，代表方如麻黄、桂枝；证属热，用凉法（即小清热法），代表方如桑菊、银翘、柴胡；证属中气虚因而表虚，用补中益气法，代表方如桂枝；证属阳虚，用扶阳法，代表方如麻黄细辛附子；证属气虚，用扶正（即补益）法，代表方如再造散等；证属实，用汗法（即攻法），代表方如麻黄汤。

总之，只有表证的诊断不能据以施治，只有再辨出寒热虚实（有时也要辨阴阳）才能定出治则。治则不能变，遣药组方有多种选择。所以，前人解表所用方至少上百。从理论上讲，可以成千上万。

最后，表证是什么意思呢？

按伤寒理论就是邪在表。这个表包括皮毛，也包括头颈四肢；按温病理论是邪在肺，再通过肺合皮毛联系到卫。

中西医结合理解表证，就是热病初起反应状态。

之所以有众多解表方，是因为古人创制这些方剂时用于伤寒初起——那时叫解表。后人勉强把此说搬到温病，并且把其中出现概率较高的药说成解表药。

虚证治验

问：何谓虚证？

答：《素问·通评虚实论》云："邪气盛则实，精气夺则虚。"后人改称精气为正气，说"邪气盛则实，正气夺则虚。"于是，虚证就是表现为正气夺的证。

问：这种文言文的表达很抽象，可否讲得通俗易懂呢？

答：中医所谓"虚"和常人说的"身体虚弱"很接近，可以这样初步理解。

问：可否结合西医讲得更清楚些呢？

答：自西医看，所谓正气夺，一是机体的物质基础不足或受损；二是机体的机能（功能）低下或受损。注意！二者居其一即属正气夺，二者并存（不少见）就更是虚。于是，西医说的一切营养不足或生命物质损失都是正气夺，一切内脏功能低下都是虚。即西医说的心、肝、脾、肺、肾、肠、胃、内分泌器官、脑和性器官等机能低下就都是正夺。贫血、低蛋白、低血钾、低血糖和一切生命物质丧失乃至一切营养不良属虚也毫无疑问。

中医所谓虚，还包括虽然在常态范围却正气不很充足的情况。比如，平素体质虚弱者的生理、生化检查化验指标大多在正常范围。于是，西医不认为这是病态，治疗中一般也不重视。中医给这些人治病时，则常规把这种体质或遗传因素——即虚性体质——参考进去。大劳、久劳（包括妇女多产和其他长时期心身负担重）、大病、久病、大饥、大渴之后或高年体衰必然属虚也是无疑的。

问：那么，西医说的功能或机能亢进属于实证吗？

答：不是。西医临床诊断中，最常见的机能亢进症是甲状腺功能亢进。但此症自中医看来大多是虚证。道理很简单：持久（数日甚或数小时即可）的高代谢率必然导致机体物质基础不足或重要系统、器官（特别是循环系统，又特别是心）功能受损。此外还比较常见的有：肾上腺皮质功能亢进（柯兴氏综合征）和肢端肥大症（垂体功能异常）。不过，这两种病主要不是虚实的问题，最好先把它们的西医机理搞清楚。

从理论上讲，还应该有其他器官或系统功能亢进。比如，应激状态下（即人在战场上、赛场上、考场上、仇人见面和其他突然危险、兴奋、紧急等情况下的状态）必然伴有一系列的代谢亢进。这样的状态持续较久或频繁出现，必然造成机体物质基础不足或某些器官的功能低下。

问：中医临床上如何判断虚证呢？

答：中医诊法为望闻问切。它诊断虚证就根据诊察所见，故中医判断虚证的依据可分为以下四方面：

①形神有虚象：如大肉陷下、大骨枯槁、明显消瘦、活动迟缓、体颤身摇、瘫痪痿软、体胖臃肿、语声低微、精神萎靡、神情倦怠等。

②色有虚象：如面色苍白、萎黄、晦暗等。

③症有虚象：如食少、乏力、气不足息、久咳、久喘、心慌、失眠、自汗、盗汗、恶风、久泻、尿频、阳痿、早泄等。

④脉有虚象：如"脉诊真诠"所说：见微、细（甚则无脉）、散、短、芤、虚、结、代、涩、虚、短、弦、弱、濡、动、促、疾脉等均肯定属虚。见沉、大、数脉也常常表示正夺。至于见脉象散乱无根或雀啄、虾游等，则已经临危，属于大虚更无疑问。

问：虚证的治则就是补益吗？

答：无论按逻辑还是中医理论，虚证需要补益都是毫无疑问的。

问：常见的虚证有哪些呢？

答：伤寒学说中，有表虚证。内伤病以虚证为主。中医说的五脏六腑都有虚证。临床上最常见的是：心、脾、肾、肺虚。按气血辨证理论，虚证又分为气虚和血虚。从理论上讲，五脏六腑都可以出现气虚，也都可以出现血虚。实际上只有心虚常常再分为心气虚和心血虚。至于阴虚和阳虚，从理论上讲可以见于外感，也可以见于内伤，而且五脏六腑都可以出现阴虚或阳虚。实际上，阴虚、阳虚和血虚、气虚大半重叠。临床上很难详细区分，治疗上，阴虚与血虚，气虚与阳虚也没有大区别。

问：如此说来，气虚就补气、血虚就补血，气血两虚就气血两补吗？

答：完全正确。只是须知，气虚者大多没有或不一定伴有血虚，血虚者则无不伴有气虚。故补血时常规要同时补气。

问：那么，见何脏腑虚，就补何脏腑吗？

答：显然如此。

问：那么，表虚就补表、里虚就补里吗？

答：不是。

问：表虚的意思是表有正气夺而里无正气夺吗？

答：按照传统观念，大体如此。如许叔微说："脉浮而缓表中虚，有汗恶风腠理疏"。我认为这是不正确的。表虚者不是只有腠理疏或表中虚。

表虚的准确含义是邪气在表而正夺。即表虚正夺的意思是全身正气不足，不是说只有表的正气夺而里的正气不夺。

问：那么，治表虚的原则是什么呢？

答：就是在扶助（全身）正气的前提下驱除邪气。若正夺较重，就要完全以补为治——即完全扶正。所谓"实表"之说是错误的，因为治表虚不是只补益表的正气。这样才能理解，为什么李东垣以补中益气汤治内伤发热，为什么桂枝汤（治伤寒表虚证）的功用也是补中益气。

问：大著《伤寒论新解》完全以"补中益气"解桂枝汤，现在还这样认为吗？

答：最好把桂枝汤的功用归结为"温补"二字。

问："温补"哪里呢？

答：应该是温补全身。不过，中医认为，"表"（四肢、躯壳、皮毛、感官等）都要从"里"（即脏腑）获得气血营养，故内服桂枝汤（凡内服药略同）首先作用于脏腑，而后脏腑再通过经脉把温补作用达于表。桂枝汤证实际上是"表寒虚证"。温针对寒，补针对虚，于是桂枝汤适用于虚寒证。但须知，温补二字中，补比温更重要。又须知，中医补益之方药十九性温。补气之方药更是无不性温。

问：请举临床实例说明好吗？

答：请看以下病案：

案1　洪钧治喘家桂枝汤证

本村村民赵 ZG 之母，74 岁，1988 年隆冬发病。

患者有不很严重的老慢支 10 多年，生活尚可自理。主诉感冒三四天来，不断全身出汗，因而更加怕冷（恶寒）、怕风（恶风）——有老慢支者本来就怕冷、怕风。脉象滑弱略数，舌质淡紫（**按**：这种舌质紫暗是缺氧所致，不是瘀血。当然，老慢支所致肺心病也必有肺瘀血）。

最初我不很相信患者多汗，因为她怕烟火，没有生火取暖，屋里很冷，据常理不应该汗出不止。但仔细看面部，的确满布小汗。摸摸身上，也略有潮湿感。看来有汗恶风毫无疑问，于是治以伤寒法。

单纯太阳伤寒表虚证，正治使用桂枝汤。患者有老慢支，属于喘家，按仲景法加用厚朴、杏仁。若漏汗不止，需用桂枝加附子汤。

患者虽然不是大汗不止，我给患者用的还是桂枝加附子汤再加厚朴、杏仁。结果一剂汗止，三剂病愈。

洪钧按：这个患者，不是很严重，但是，单用西药——包括大量输液并大量使用抗生素，肯定疗效不好。再用激素，病情会急转直下而难以收拾。

案2　洪钧治严重表虚

刘 YJ，男，40 岁，城内干部，2002 年 7 月 15 日就诊。

感冒四五天，经西医治疗——包括输液，益重。自觉头晕、心烦，开空调即头痛、欲呕并呃逆。二便可，饮食减少，睡眠不实，气不舒，好叹息。身形略胖，脉象细弱，舌苔略厚。血压 126/100mmHg。

正值酷暑，如此怕凉，可见表虚严重。处方如下：

桂枝 20g、白芍 15g、党参 10g、黄芪 10g、五味子 10g、甘草 5g、生姜 15g、陈皮 10g、茯苓 10g、半夏 10g、川芎 10g、龙骨粉 10g。常规水煎日一剂。

人参健脾丸 9g 日 3 次。

藿香正气水 5 支，加入煎剂药液中服，每剂加一支。

服上方一剂，诸症悉退。

洪钧按：此证实际上也有阳虚，加上附子可能更好。但须知，补气即有扶阳之意。桂枝、生姜、陈皮、川芎也明显性温，故上方疗效很好。

案3　洪钧治高年感冒

洪钧治高年感冒，十九用温补法。

问：高年感冒十九温补，岂非是说高年人十九体虚（即正夺）吗？

答：是的。常言说：人过四十往下衰，此话不假——尽管按照现代观念四十岁还不算老年。假如患者年过六十，无论内伤外感，都要想到正气已夺。

请看下面两个相关病案：

邻村王 HJ，是老赤脚医生，2007 年 12 月 28 日来请出诊给他的母亲看感冒，自然提起 10 天前他父亲感冒病危又意外地转危为安。

先说她母亲的病。

老太太 78 岁，一向身体很好。

洪钧按：这句话的意思是：青少年、中年乃至老年时期，老太太的身体都比一般人好。近几年，按她的年龄，身体也不错，却不等于说她的身体还和年轻时一样。实际上，全世界没有一个 78 岁的人的体能、器官或内脏功能还和他（她）20 多岁时一样。简言之，"正常"、"健康" 或 "身体硬朗" 的高年人也十九正夺。

上年犯过几天高心病轻度心衰，服我开的中药迅速好转。这次因为长她十岁的老伴儿病重近两个月，难免劳瘁。27 日早饭后自觉恶寒、乏力，于是休息并服 HJ 给的西药。今天仍不见好，且干咳、食欲益差。察患者精神、气色尚可。脉微弦，舌可。体温 37.8℃。血压 150/90mmHg。处方如下：

人参 10g、党参 15g、黄芪 15g、当归 10g、白芍 15g、川芎 12g、熟地 20g、白术 5g、苍术 5g、五味子 10g、山萸肉 10g、陈皮 20g、桂枝 20g、茯苓 10g、生姜 30g、生甘草 5g。常规水煎日一剂。

这时 HJ 问：可否输液？是否使用抗生素？

我说：可以输液，但不是非输不可。抗生素使用一般剂量无大害，若使用大剂量则害处较大。

结果服上方 3 剂痊愈。

以下说 HJ 父亲的病。

10 天前，HJ 请我给他父亲看病时，他认为不过是走形式，因为他的父亲年纪太大，病太重，时间也太久了。

老先生 88 岁，一个多月前感冒起病。近两年我曾经给老先生看过两次重病，均效果很好。这次因为 HJ 经商忙碌和信心不足——他父亲年纪太大了，一直没有请我。不过，自西医看，他的措施已经很充分：病后每天输液之外，还多次使用人血白蛋白、脂肪乳等。抗生素更是用过多种。然而，老爷子一天比一天重。我去看的前两天，几乎不能进食水，还腹泻严重——显然是菌群交替症。这时老爷子对儿子说：你这医生白当。给我治了这么多天，越治越重！

闻听此言，HJ 甚为震惊——原来老人求生欲望很迫切而且对自己很不满意。他本来认为治得已经很充分了，自己的孝心也尽到了，却没有想到父亲不满意。这就是他为什么还要来请我。

那时，老先生确实已经很严重：严重消瘦，呼吸急促，无翻身之力，几乎说不出话来。心衰很明显。脉细弱且频见结代，舌干嫩无苔。

给他开的方子和上面给老太太开的几乎相同，总之是一派大补：温补为主，兼顾补阴。

第二天我打电话问了问：说中药勉强服了四分之一剂。

第三天又问了问：说服药困难，腹泻不止。于是在电话中说了一下如何尽量输液。如果能找到参附注射液，试用两天。

此后再无消息。

今天来请我时 HJ 才说：没想到出现了奇迹！

原来，5 天前，老先生眼看不行了，众人连忙给他穿上寿衣。没想到穿上寿衣气儿不断，于是继续灌中药。数小时后，情况越来越好。4 日前腹泻完全停止。今天的进食情况接近发病前。我去看了看他，他表情愉悦地对我说：又死不了了。

案 4 洪钧治虚人感冒

邱 WX，女，42 岁，威县张霍寨人，2007 年 12 月 9 日就诊。

感冒近一个月不了了，以流涕和乏力为主，服西药多次无效。体高瘦，面色萎黄，脉弱，舌嫩苔少。处理如下：

党参 10g、黄芪 15g、白术 5g、苍术 5g、当归 10g、白芍 15g、川芎 10g、熟地 20g、陈皮 20g、茯苓 10g、桂枝 20g、三仙各 10g、生甘草 5g、生姜 20g、大枣 5 枚。常规水煎日一剂。

补中益气丸 9g 日 3 次

洪钧按：患者每年会因感冒就诊 3、4 次，处理原则大体同上。她说：吃西药片不但不管事儿，还常常伤胃不能吃饭。熬中药一剂就大轻，不过 3 剂就利落了。

由脉证很容易看出患者体虚，治疗用补应该是没有问题的。至于用什么方子，可以根据自己的经验或爱好。就此案而言，给她桂枝、四君、四物、八珍、十全大补、补中益气甚至二陈都可以。照今方剂教材扶正解表方用败毒散、参苏饮也可以。但还是气血同时补益为好——特别是要注重补气。

问：如此说来，中医治病不是没什么准儿了吗？

答：不但中医治病如此，解决很多问题都如此：大方向必须正确，其余均可灵活而后调整。比如从北京到南京，必须往南走，至于走得快慢或者略偏东西，是较为次要的问题。如果南辕北辙，则适得其反。

问：临床上有无针对性特别强的问题呢？

答：有的。比如气管异物，不取出异物根本不可能好。及时取出，则立即完全好。再如白内障，不把遮挡瞳孔的内障（混浊变性的硬晶体）取出或移开，就不可能恢复视力。西医内科方面还有缺碘、维生素缺乏等单因素疾病，治疗必须针对性很强。详说可参看旧作《中西医结合二十讲》第八讲。

案 5　洪钧治虚人感冒

刘 GT，女，27 岁，威县罗安陵村人，2008 年 1 月 5 日初诊。

原有慢性胃炎。近来感冒近 20 天不愈。主要症状是头痛、恶寒、乏力、流清涕、鼻塞、头晕等。一直在服感冒胶囊，无效。可食，二便可。一般情况可。脉弱，舌淡略暗苔白水滑。处理如下：

陈皮 20g、茯苓 10g、半夏 8g、桂枝 20g、白芍 15g、苍术 6g、党参 15g、黄芪 15g、生姜 30g、大枣 10 枚、三仙各 10g、甘草 5g。常规水煎日一剂。

藿香正气水 1 支日 2 次

补中益气丸 9g 日 2 次

洪钧按：患者很年轻，却是我的老病人。她患感冒日久不愈这也不是第一次。大约 4 年前，她因为感冒后输液大量使用皮质激素（也有不注意调摄因素）落下此证。当时治愈后，我嘱咐她常服补中益气，感冒时加用藿香正气。一年多她没有就诊，这次大概又忘了我的嘱咐。

一般而言，这样的情况，只服上方成药也可以。加上煎剂，则恢复更快。

问：补中益气丸的说明书上标明：不宜与解表药同用。

答：说明书的说法是错误的。理由不言而喻。详细拙见请参看旧作《医学中西结合录》中的"补中益气治百病"。

案 6　洪钧治虚人感冒

石 RX，女，56 岁，威县管安陵村人，2008 年 1 月 8 日初诊。

头痛、咽痛、咳嗽吐痰约 10 天，服西药并输液一周无效。胸骨后憋痛，食少、乏力、恶寒，稍活动即心悸。体形消瘦，面色苍白。二便可。脉沉细，舌暗。

处理如下：

党参 15g、当归 6g、熟地 15g、五味子 10g、桔梗 8g、半夏 8g、桂枝 20g、白芍 15g、陈皮 20g、茯苓 10g、生姜 30g、三仙各 10g、生甘草 5g、大枣 5 枚。常规水煎日一剂。

补中益气丸 9g 日 2 次。

1 月 13 日再诊：面色、精神好转。食量增多。脉象仍见沉细，舌暗。患者说上年曾经在邢台市人民医院做胃镜诊为慢性胃炎。上方加附子 8g。

洪钧按：像该患者这样，中医治疗就是补益为主，同时去痰并调理消化功能。虚人感冒单用西医疗法也可以治愈——常常需要同时须恰当输液。不过，输液毕竟费时费力而且不比服中药经济。故虚人感冒最好以中医为主治疗。又，且记这样的"胃炎"不可用西药抗菌消炎药，也不可使用苦寒清热的中药。

案7 洪钧治气虚并阳虚

刘某某，女，28 岁，住威县城内，2007 年 11 月 26 日就诊。

患者来看病还抱着小孩子——没有别的大人陪同，自然不是重病。问她哪里不舒服，说纳差、食少、精力不佳、夜间被孩子闹醒后再睡不着。本来想给她取成药，她却要求服煎剂。原来，该年 5 月份以来，她就诊 4 次，都是内人接诊，每次都效果很好。于是查出记录如下：

5 月 24 日初诊：第二胎正常产后 4 个月，产后乳汁不足，在城里服药无效。目前主要是每晨起自觉手足肿胀且特别怕冷——一挨凉水即感寒冷刺骨。此外是食欲不佳、大便不畅、常感乏力。虽感天热却不出汗。一般情况可，唯面色苍白。脉象沉缓而弱，舌淡苔白。处理如下：

党参 10g、黄芪 15g、当归 10g、白芍 10g、川芎 10g、熟地 10g、陈皮 15g、茯苓 10g、三仙各 10g、桂枝 15g、生甘草 4g。水煎日一剂。

金匮肾气丸 9g 日 2 次

补中益气丸 9g 日 2 次

如上断续服药至 6 月 6 日，病情大好。奶水充足、面色红润，食欲、二便均好。可以用冷水洗衣服。天热时有汗，全身舒适。唯右拇、食指洗冷水后略感不适。上方去白芍加附子 8g、羌活 5、独活 5g、生姜 20g。

8 月 5 日四诊：手足胀感、畏寒、睡眠、二便均好。食欲不振复发。

脉象略见弦细，舌质淡红。予 5 月 24 日方加柴胡 6g、川朴 6g（患者不能服成药）。

按： 包括今天（11 月 26 日）在内，辨患者的证首先是两个字：虚、寒。稍细一点，则是虚重于寒。再细一点，其虚既有血虚，又有气虚，但以气虚为主。再细一点，其虚以脾肾气虚为主。今天首次出现心气虚。我想，从患者的症状、脉象、舌象得出上述辨证结论非常容易。

于是，治则很明确——温补。温补二者，以补气为主。补气本身就有温阳之意，因病初肾阳虚较为明显，故最好早用桂、附、姜。一旦严重畏寒症状消失，附子即不必用，但少量使用亦无不可。

至于今天如何处理也很清楚：健脾胃、补心气。处方是 5 月 24 日方中加五味子 10g、生枣仁 10g、远志 8g。

其实，治此案只要用药偏于温补就会有效。

比如，单用人参、党参、白术、桂枝，甚至陈皮、生姜也会有效。照用四君子效果就更好。照用二陈汤也会有一定疗效。当然，最好还是心脾肾同时补益。

举这样一个例子是为了说明处方用药时掌握辨证大方向的重要性——不必在某一味药上过多做文章。中药的长处是全身调整。所谓丝丝入扣的情况不是没有，但多数情况下，多一味、少一味或者多两克、少两克不是大问题。

案 8　许学士治不典型麻黄汤证

许学士治乡人邱生者，病伤寒发热，头痛烦渴，脉虽浮数无力，尺以下迟而弱。许曰：虽麻黄证，而尺迟弱者，营气不足，未可发汗。用建中汤加当归、黄芪。翌日，脉尚尔，其家索发汗药，言几不逊，许忍之，只用建中调营而已。至五日，尺部方应。遂投麻黄汤二付。发狂须臾，稍定略睡，已而得汗矣。信乎！医者当查其表里虚实，待其时日。若不循次第，取效暂时，亏损五脏，以促寿限，何足贵哉！（清·余震《古今医案按·卷第一·伤寒》）

洪钧按： 所谓麻黄证，就是见脉浮紧、头痛、发热、恶寒、无汗。故此案开始不是典型的麻黄汤证。许学士开始不用麻黄汤，即因患者正夺——营气不足。

问：为什么不用桂枝汤呢？

答：用桂枝汤也可以。建中汤即桂枝汤倍芍药加饴糖。建中的意思就是补中。旧作《伤寒论新解》论桂枝汤主补中益气，再三致意，读者可参看。此案脉浮数，尺脉迟而弱，气血虚较重，故许氏用建中汤加当归、黄芪。

问：补中益气可治表虚，不是见表虚即可照用补中益气汤吗？

答：确实如此，且不仅如此，凡表虚证（必属热病初起），用偏于补气、补阳的方子都是正确的。

问：此案中说："投麻黄汤二付。发狂须臾，稍定略睡，已而得汗矣。"可见反应强烈，如何认识此种现象呢？

答："外感述要"中将略做交代。简言之是强化正邪斗争。其余请看"实证治验"中的案1。

案9　薛立斋治伤风咳嗽气喘

薛立斋治鸿胪苏龙溪，患伤风，咳嗽气喘，鼻塞流涕。用参苏饮一剂以散寒邪，更用补中益气汤以实腠理而愈。后因劳怒仍作，自用前饮，益甚。加黄连、枳实，腹胀不食，小便短少；服二陈、四苓，前证愈剧，小便不通。薛曰：腹胀不食，脾胃虚也；小便短少，肺肾虚也。悉因攻伐所致。投以六君加黄芪、炮姜、五味，二剂诸证顿退，再用补中益气汤加炮姜、五味，数剂痊愈。（明·江瓘《名医类案·卷一·伤风》）

洪钧按：薛氏为温补学派著名传人，他治外感很喜欢用补中益气法。以此案而言，初用参苏饮（木香、紫苏、干葛、半夏、前胡、人参、茯苓、枳壳、桔梗、甘草、陈皮等共为粗末，每服四钱）就有补益之意。不过，不如补中益气更典型。复发后患者自用的方药虽非大苦寒破气，却非全力温补。最后还是重用温补治愈。

案10　江应宿自治感冒虚证

宿（**洪钧按**：即《名医类案》作者江瓘之子江应宿，亦系当时名医）曰：余每治伤风外感而无内伤者，但用九味羌活汤、参苏饮，无不立愈。予自感冒，必补中气而外邪始解。可见人之禀赋万有不齐，岂可一例表散？今观薛案与余元气弱者吻合，于此虚实可见。（明·江瓘《名医类案·卷一·伤风》）

洪钧按：可见正气不足之人外感初起即宜补，可通用补中益气法。

案11　张景岳治高年伤寒

张景岳曰：余尝治一衰翁，年逾七旬，陡患伤寒，初起即用温补调理，至十日之外，正气将复，忽尔作战，自旦至晨，不能得汗，寒栗危甚告急于余。余用六味回阳饮，入人参一两，姜、附各三钱，使之煎服。下咽少顷，即大汗如浴。时将及午，而浸汗不收，身冷如脱，鼻息几无复以告余。余令以前药复煎与之。告者曰：先服此药，已大汗不堪，今又服此，尚堪再汗乎？余笑谓曰：此中有神，非尔所知也。急令再进，遂汗收神复，不旬日而起矣。呜呼！发汗用此，而收汗复用此，无怪乎人之疑也。而不知汗之出，与汗之收，皆元气为之枢饥耳。人能知阖辟之权，其放与收，有所以主之者，则无惑矣。（清·余震《古今医案按·卷第四》）

洪钧按： 年逾七旬的衰翁，即正夺之体。伤寒初起用温补调理，是温补学派真传。忽尔作战，自旦至晨，不能得汗，寒粟危甚是正邪相争激烈。再用大剂人参姜附，仍然是扶正祛邪。大汗如浴，浸汗不收，身冷如脱，鼻息几无是战汗后阳气不足之象。再用人参姜附，不是为了再汗——前一次也不是，而是再次扶阳补气。此案从头至尾温补，就是一直认定正夺是矛盾的主要方面。

案12　朱丹溪治老年大虚

丹溪治一老人，七十九岁，头目昏眩而重，手足无力，吐痰相续。左脉散大而缓，右脉缓大不及左，重按皆无力。饮食略减而微渴，大便四日始一行。医投风药，朱（丹溪）曰：若用风药，至春必死。此大虚证，宜大补之。以参、芪、芍、白术、陈皮浓煎，下连柏丸三十粒。服一年后，精力如丁年。连柏丸用姜汁炒，姜汁糊丸。（清·余震《古今医案按·卷第四》）

洪钧按： 丹溪乃河间学派第一著名传人。河间主火热，好用苦寒。丹溪则主相火、湿热，好用知、柏、苍术。但是，于此老者仍诊为大虚证，自然宜大补。虽然参、芪、白术、白芍与连柏丸同服，连柏丸却用姜汁炒，姜汁糊。这样消除了连柏的苦寒，强化了燥湿作用。其实，治此案连柏丸可有可无。

案13　叶天士治小儿虚证

程三朝，身小气弱，布痘繁稠。用药不宜寒凉，五日后受得补托，可冀有成。连翘、牛蒡、炒楂、红花、天虫、川芎、归身、桔梗、炒干荷叶。

毛，身小气弱，浆发惊窜，属虚。人参、炒归身、炙草、广皮、炒白芍、炒黄米。（《临证指南医案·卷十·痘》）

洪钧按： 连用药在内，两案不过六十字，关键词语只有："身小气弱，属虚"六个字。最关键的只有一个字——虚。叶天士以温病大家为后世称道，从该二案看到的却是他慎用寒凉，喜用温补。

案14 张景岳治内伤虚证

景岳治倪孝廉，素以攻苦，思虑伤脾，时有呕吐之证，过劳即发。用理阴煎、温胃饮之属，随饮即愈。一日于暑末时，因连日交际，致劳心脾，遂上为吐血，下为泄血，甚多可畏。医云：此因劳而火起心脾，兼之暑令，二火相济，所以致此。与犀角、地黄、童便、知母之属，药及两剂，其吐愈甚，脉益紧数，困惫垂危。迨景岳往视，形势俱剧。乃以人参、熟地、干姜、甘草四味，大剂与之。初服毫不为动，次服觉呕恶少止，而脉中微有生意。乃复加附子、炮姜各二钱，人参、熟地各一两，白术四钱，炙甘草一钱，茯苓二钱，黄昏与服，竟得大睡，直至四鼓。复进之而呕止血亦止。又服此方数日，而健如故。盖此人以劳倦伤脾，脾胃阳虚，气有不摄，所以动血。时当二火，而证非二火，再用寒凉，脾必败而死矣。（清·余震《古今医案洪钧按·卷第四》）

洪钧按："素以攻苦，思虑伤脾"就是久虚之体，必然过劳即发。久虚之人虽有热象，不可按实火治，故"与犀角、地黄、童便、知母之属，药及两剂，其吐愈甚，脉益紧数，困惫垂危。"景岳一味温补，竟获速效。可见中医治血证，不以止血方药为先。总之，此案不过是辨清虚寒还是实热而已。

案15 洪钧治过劳虚损

李SZ，女，38岁，威县四马坊村人，2008年1月14日初诊。

反复上腹胀满，食后不适，全身乏力，睡眠不佳四五年，近来加重。体型瘦弱，神情憔悴。脉象沉弱，舌嫩无苔或苔少。处理如下：

党参15g、黄芪15g、当归10g、白芍10g、陈皮20g、茯苓10g、半夏8g、五味子10g、香附8g、乌药8g、桂枝20g、白术5g、苍术5g、川芎8g、三仙各10g、生甘草6g、生姜30g。常规水煎日一剂。

香砂养胃丸6g日2次

人参健脾丸12g日2次

1月20日再诊：自觉大好。睡眠仍不很好。骑车就诊出虚汗。脉弦好转，舌象略如前。处理如上。

2月12日三诊：中间过春节操劳，病情反复，但比初诊时好。脉舌象略如前。仍守上方。

2月17日三诊：再次大好，面有喜色。骑自行车进城回来就诊，有点饥饿，但不觉很疲倦。脉象仍见沉弱，舌象略如前。仍守上方。

洪钧按：患者自称，自幼不能吃肉——过年不敢吃肉饺子，否则腹胀腹痛。再参看其舌象，知道她脾胃禀赋较弱。这样的体质，更容易出现虚劳。她住在一个制香（香火之香）专业村，那是一种昼夜工作也没完没了的半手工劳动。这也是她的虚损加重的原因。

由于疗效较好，患者想尽量多服药以便除根。我告诉她，劳损不能完全靠药物。注意节劳和饮食更重要。

案16　项彦章治表虚

项彦章治一人，病发热，恶风自汗，气奄奄勿属。医作伤寒治，发表退热而益剧。项诊其脉，阴阳俱沉细，且微数，以补中益气进之。医曰：表有邪而以参芪补之，邪得补而益甚，必死此药矣！项曰：脉沉，里病也；微数者，五行之火内煽也；气不属者，中气虚也，是名内伤。《经》云：劳者温之，损者益之。饮以前药而验。（清·余震《古今医案按·卷第一》）

洪钧按：项彦章也是温补学派，案中说："中气虚也，是名内伤"，完全是李东垣的理论且照用李氏的补中益气汤。其实不过是虚人外感初起表虚证。恶风自汗，气奄奄勿属，脉阴阳俱沉细，且微数。表现非常典型。用桂枝汤或桂枝汤加味亦可。

案17　张景岳治阴虚伤寒

张景岳曰：余在燕都，治一王生，患阴虚伤寒，年出三旬，而舌黑之甚，其芒刺干裂，焦黑如炭，身热便结，大渴喜冷，而脉则无力，神则昏沉。群医谓阳证阴脉，必死无疑。余查其形气未脱，遂以甘温壮水等药，大剂进之以救其本；仍间用凉水以滋其标。盖水为天一之精，凉能解热，甘可助阴，非若苦寒伤气者可比。故于津液干燥，阴虚便结，而热渴火盛之证，亦所不忌。由是水药并进，前后凡用人参、熟地辈各一二斤，附子、肉桂各数两，冷水亦一二斗。然后诸证渐退，饮食渐近，神气俱复矣。但查其舌黑则分毫不减，余甚疑之，莫得其解。再数日后，忽舌上脱一黑壳，而内则新肉灿然。始知其肤腠焦枯，死而复活。使非大为滋补，安望再生。若此一证特举其甚者记之。此外凡舌黑用补而得以保全者盖不可枚举矣。所以，凡诊伤寒者，当以舌色辨表里，以舌色辨寒热，皆不可不知也。若以舌色辨虚实，则不能无误。盖实故能黑，以火盛而焦也；虚

亦能黑，以水亏而枯也。若以舌黄、舌黑悉认为实热，则阴虚之证万无生矣。（清·余震《古今医案按·卷第一》）

洪钧按：张景岳更是著名的温补大家。他断此案为阴虚，却"前后凡用人参、熟地辈各一二斤，附子、肉桂各数两，冷水亦一二斗。"可见，他所谓阴虚即宜于"甘温壮水"之证，断不能使用苦寒伤气之剂。张氏有"药中四维"之说，此案中就重用了其中的三维——人参、熟地、附子。剩下的一维——大黄——则断不宜于此案。

案18　薛己治阳虚尿血

薛立斋治一妇人，小便血，因怒气寒热，或头痛，或肋胀。用加味逍遥散，诸证稍愈。唯头痛。此阳气虚，用补中益气汤加蔓荆子而痊。后郁怒，小腹内亏痛，次日尿痛热甚，仍用加味逍遥散加龙胆草，并归脾汤。将愈，因饮食所伤，血仍作，彻夜不寐，怔忡不宁。此胆血尚虚，用前汤而愈。（清·余震《古今医案洪钧按·卷第四》）

洪钧按：薛己（立斋）乃典型的温补学派传人。此案先后三次变化，他总抓住一个虚字，治法不离补益。至于头痛加蔓荆子、尿热加龙胆草，均非主证。又，他不论中气虚、胆气虚，均补以参芪。倘如时医见尿血即用八正散或西药抗生素，于虚人效必不佳且变生他证。倘一味止血，尤为歧中之歧。即或正气未夺之人而有热，亦不宜一味寒凉清热。

案19　丹溪治中风大虚危候

丹溪治浦江郑君，年近六旬，奉养膏粱，仲夏久患滞下，又犯房劳。一夕如厕，忽然昏仆，撒手，遗尿，目上视，汗大出，喉如曳锯，呼吸甚微，其脉大而无伦次部位，可畏之甚。此阴虚而阳暴绝也，急令煎人参膏，且与灸气海穴。艾壮如小指，至十八壮，右手能动；又三壮，唇微动。参膏成，与一盏，至半夜后，尽三盏，眼能动；进二斤，方能言而索粥。进五斤而利止，十数斤全安。（清·余震《古今医案按·卷第一·中风》）

洪钧按："阴虚而阳暴绝"，无疑是大虚危候。读者须知，急性脑血管病十九有气血大虚。不过，此案所谓中风，不是典型的急性脑血管病。

案20　赵以德治中风大虚危候

赵以德云：余尝治陈学士敬初，因醮事跪拜间就倒仆，汗如雨，诊之脉大而空虚。年当五十，新娶少妇，今又从跪拜之劳役，故阳气暴散。证若丹溪治郑义士之病同。急煎独参浓汤，连饮半日。汗止，神气稍定，手足俱纵，暗而无声，遂于独参汤中加竹沥，开上涌之痰。次早悲苦，一日不已，以言慰之，遂已。复笑五七日，无已时。此哭笑者，为阴虚而劳，火动其精神魂魄之脏，气相并故耳。正《内经》所谓五精相并者，心火并于肺则喜，肺火并于肝则悲是也。加连柏之属泻其火，更增荆沥开其闭。八日笑止手动，一月能步矣。（清·余震《古今医案洪钧按·卷第一·中风》）

洪钧按：以上两案都是中风脱证——气大虚。都是急用、重用人参获救。

案21　王竹西治中风大虚

宪幕顾斐斋，左半身并手不遂，汗出神昏，痰涎上涌。王竹西用参芪大补之剂，汗止而神思渐清，颇能步履。后不守禁，左腿自膝至足肿胀甚大，重坠如石，痛不能忍，其痰甚多，肝脾肾脉洪大而数，重洪钧按则软涩。立斋朝用补中益气汤，加黄柏、知母、麦冬、五味，煎送地黄丸；晚用地黄丸料，加知、柏。数剂，诸证悉退。但自弛禁，不能痊愈耳。（清·余震《古今医案按·卷第一·中风》）

洪钧按：脑卒中初起即用参芪大补之剂，也是按脱证治。案中述及的症状是汗出——服药后"汗止而神思渐清"。后来薛立斋朝用补中益气汤加味，晚用六味地黄加味，也是重在补益，即气血两补、阴阳双补。

案22　独参汤治咳嗽

一男子五十余，病伤寒咳嗽，喉中声如鼾。与独参汤，一服而轻，再服而鼾声除。至三四服，咳嗽亦渐退，凡服参三斤而愈。（明·江瓘《名医类案·卷三·咳嗽》）

洪钧按："喉中声如鼾"即今所谓痰鸣，故患者所患显系感冒合并慢性气管炎。用独参汤速效，就是针对慢性气管炎的气虚。慢性气管炎乃至一切慢性炎症，都有正气不足。慢性气管炎日久，脾肺肾三脏俱虚。人参补五脏，故可有效。若系慢性腹泻，则先以脾虚为主，及至日久，则同时有肾虚，故无论早晚，用人参亦应有效。当然，也可以选用照顾更周到的复方。总之，该案一直用独参汤治咳嗽且速效，可见凡虚证用补益方药即可。见虚证只知道用人参固然不高明，但是，不辨虚实或见虚证不知道补益则完全不懂中医。

案23　叶天士治阳虚

某二一，脉细，自汗，下体怯冷。卫阳式微使然。卫阳虚。

黄芪三钱，熟附子七分，属于术一钱半，炙草五分，煨姜一钱，南枣三钱。

朱三六，脉微汗淋，右胁高突而软，色萎足冷，不食易饥，食入即饱。此阳气大伤，卫不拥护。法当封固。

人参、黄芪、制川附子、熟于术。

孙五八，肉润筋惕，心悸汗出，头痛愈，畏风怕冷。阳虚失护，用真武汤。

洪钧按：以上三案俱见叶天士《临证指南医案·卷三·汗》。三案均属阳虚，故均用附子。实际上，通用真武汤即可。总之，切莫以为温病学家不会使用大温大补之剂。

案24　洪钧治气虚头痛头晕

李DX，女，26岁，威县宋庄村人，2007年12月25日初诊。

满头痛50多天。开始似感冒，服西药板蓝根、感冒冲剂等多日无效，近来输液11天仍然完全无效。除头痛外，走路稍快即感头晕。能食，但食后胀满。又多噩梦。又，活动时右少腹不适，走路稍多即腰痛。已婚，有一女，22个月。自称自产后即偶有头痛、多梦等。体型中等，面色红润，精神可。脉象略见沉弦，舌润苔少。血压130～120/100～90mmHg。处理如下：

党参12g、黄芪15g、川芎10g、怀牛膝15g、当归10g、白芍15g、五味子10g、龙骨粉10g、牡蛎粉15g、柴胡6g、香附8g、桂枝20g、陈皮20g、茯苓10g、半夏8g、三仙各10g、生甘草5g。常规水煎日一剂。

人参健脾丸12g日2次

12月30日再诊：诸症大好。脉象大体正常。舌苔较前多。守前方巩固。

洪钧按：此证属虚无疑。头痛、头晕主要因为清阳不升——即大脑供血不足因而缺氧、缺营养。这样的患者，往往有这样疑似的血压——舒张压略高而脉压小。她的睡眠不佳，也与此有关。至于为什么出现此证。一是患者有体质性脾虚；二是她产后就有此倾向，但很轻；三是发病前过于劳累——适值摘棉紧张时期。

这样的情况，用西药效果不好，用上方则肯定有效。

案25　江应宿治小儿气虚

江应宿治一富家儿，病手足瘛疭，延至二十余日，转笃。余后至，曰：此气虚也，当大补之。以参、芪、归、术、茯、芍、黄连、半夏、甘草，佐以肉桂，助参芪之功，补脾泻肝，一饮遂觉少定，数服而愈。所以知儿病者，左脉滑大，右脉沉弱，似有似无。（下略，见《名医类案·卷十二·瘈疭》）

洪钧按：瘈疭即今所谓抽风或抽搐。此案的辨证只有两个字：气虚。

案26 洪钧治恶寒头痛一月

范 FX，女，40 岁，威县北草场村人，2008 年 9 月 29 日初诊。

恶寒、头痛一个月。起初为发热恶寒，输液 5 日（曾用菌必治、清开灵、病毒唑等）后不再高热，但头痛不愈且恶寒加重。每下午体温接近 37.5℃时，即可寒战，但体温不再升。于是先后就诊于县医院、县中医院和邢台市人民医院。始终诊断不明，但都处方让继续输液。近 10 天按邢台市人民医院的处方输液，只用菌必治、葡萄糖和氯化钾，仍完全无效。恶寒、头痛之外，患者恶心欲呕，故进食较少。又严重口渴多饮。偶有双手麻木。患者体瘦，神倦，面色萎黄。二便可。脉滑弱，舌淡嫩，苔灰白略厚。处方如下：

党参 15g、桂枝 20g、附子 8g、生姜 25g、陈皮 20g、半夏 8g、茯苓 10g、白术 5g、苍术 5g、川朴 5g、川芎 8g、甘草 4g、大枣 5 枚。常规水煎服。

藿香正气水半支日 2 次

补中益气丸 9g 日 2 次

洪钧按：患者是打听到一位亲戚，曾经病情略同就诊于我，服药一剂即大好而冒雨前来就诊的。病家问我，患者得的是什么病。我说，起初就是感冒。病家又问：两三家大医院给输液 20 天，怎么就治不好感冒呢？我说：按他们的办法治，永远治不好，还可能越治越重。现在的情况就有一部分是治出来的。病家又问：何时可以治好？我说：三日之内自觉症状消失。结果是如上治疗一日大好，三日痊愈。

此案显然是虚寒证，故上方的煎剂和成药都是温补之剂。不过，一般说来，并非必须同时使用藿香正气水与补中益气丸。至于口渴多饮，很可能是当初曾经大量使用皮质激素所致。

至于为什么县、市三家医院都诊断不清，就是因为那里的医生都千方百计通过仪器找"大病"，而虚人感冒（乃至绝大多数感冒）的诊断，不需要仪器。目前最常用的仪器，对诊断感冒也没有帮助。

案 27　汪石山治气虚

汪石山治萧师训，年逾五十，形肥色紫，气从脐下逆冲而上，睡卧不宁，饮食少，精神倦。汪诊之，脉皆浮濡而缓，曰：气虚也。问曰：丹溪云气从脐下起者，阴火也，何谓气虚？汪曰：难执定论。丹溪又云肥人气虚，脉缓亦气虚。今据形与脉，当作气虚论治。遂以参、芪为君，白术、白芍为臣，归身熟地为佐，黄柏、甘、陈为使，煎服。月余而愈。（清·余震《古今医案按·卷第三·气冲》）

洪钧按：此案辨证诊断不过两个字——气虚。依据就是形肥、脉濡而缓（缓主虚，濡更主虚）。处方虽有君臣佐使之说，不重要。药用参芪归地，已经是五脏皆补。

案 28　洪钧治中风气虚

2007 年大嫂 78 岁。她年轻时身体很健壮，年纪大了，逐渐衰退。她的母亲寿过九十，按说她不应该患中风。之所以中风由于 5 个原因：①她特别爱斗纸牌——可以一天不吃饭、不休息，而且风雨寒暑无阻。几十年如此，正气严重消耗；②患高血压近 10 年；③近年家事不如意；④发病前饮食不当；⑤发病时可能郁怒。

总之，2007 年 11 月中旬，她以腹痛、呕吐起病——原因很明确：吃剩饺子、剩面过多而且凉。当即给她输液。由于她很不合作，输液两天量都不足。第三天忽然出现癔病样发作——有明显精神刺激因素。第五天发现左侧肢体肌力差，右眼睁不开。尿潴留且小便失禁，这时才发现同时出现了中风。不过，自该年夏天开始，她消瘦很快。血压一直不高，此次发病后血压一直偏低。这种情况下发生中风的很少见。但无论如何这时应该按中风治疗。措施如下：

①支持输液中加刺五加、参麦和黄芪注射液——针对进食很少和严重气虚。

②导尿并保留尿管——针对尿潴留。

③口服中药煎剂：

人参 20g、党参 20g、黄芪 30g、五味子 10g、川芎 10g、怀牛膝 20g、当归 10g、白芍 15g、附子 12g、熟地 20g、山萸肉 15g、红花 5g、桃仁 10g、陈皮 20g、桂枝 20g、甘草 5g、厚朴 8g。常规水煎日一剂。

她一直没有深昏迷，但多次自己拔出尿管，一度出现尿路感染。前三天一天也服不完一剂中药。但如上处理一周之后，情况还是好转——完全清醒、自己可以慢慢翻身。一个月后，可以自己勉强坐起。假如不是天气很冷，已经可以让她下床锻炼。

洪钧按：大嫂的中风不算很严重——两个月后，生活勉强可以自理。但是，假如没有输液和导尿手段，她已经是不治了。同样，若没有输液和煎剂同时大力补气，也极可能不治。

她的瘫痪肢体和面部不在一侧，这是比较典型的大脑中动脉梗死。

她的小便失禁已经多年。只是越来越重。当年夏天曾经服药好转。这次开始很严重，经过上述大剂温阳补气近日明显好转，这是很难得的。

近年我治中风，输液中常规使用刺五加和黄芪注射液——比其他的药物都重视。假如患者像大嫂这样血压不高或偏低，就更要用。我的经验是：这两种药比近年来常用的其他治疗急性脑血管病的药物疗效都好。

只要血压不是很高，中药煎剂的治则都是大补气血。黄芪可以像补阳还五汤那样用 100 克以上，但我很少超过 60 克。

案 29　洪钧治肝郁并心脾肺肾气虚

吴 XC，女，45 岁，威县沙河辛村人，2007 年 10 月 8 日初诊。

做胃镜诊为慢性胃炎 2 年，始自父母于 2 年前短期内先后病逝。常感乏力、饱胀、脊背沉重、视物不清、口干、口臭、大便不畅、失眠多梦。曾经长期服西药好转，最近加重。体型中等，精神、面色可。脉沉弱，舌略胖嫩。血压 90/60mmHg。处理如下：

柴胡 6g、当归 10g、白芍 15g、白术 6g、苍术 6g、茯苓 10g、生甘草5g、香附 6g、川芎 8g、党参 10g、黄芪 15g、桂枝 20g、陈皮 15g、半夏 8g、生姜 25g、三仙各 10g。常规水煎日一剂。

人参健脾丸 12g 日 2 次

香砂养胃丸 6g 日 2 次

11 月 30 日再诊：服上方曾经大好，因农事繁忙暂停治疗。近日复感右肩沉重、口干，希望继续治疗以便除根。患者此前还有：稍见冷风就咳嗽吐痰，每咳嗽就好尿裤子。更有甚者，咳嗽稍重不但小便失禁，还常常想大便——却解不出。又，每不慎食冷物，不久就想大便。此证自 8 年前生第二胎之后至今经常发作。曾问医生，说妇女都这样，加之上次主要想先治好胃，没有说此证。一般情况同前，脉滑略数有神，舌象接近正常。煎剂上方加五味子 8g、附子 8g、熟地 15g，成药改服补中益气丸、金匮肾气丸各 9g 日 3 次。

洪钧按：患者的所谓慢性胃炎，有明显的情志因素。症状也不是完全集中于脾胃，故首次处理以疏肝解郁、补气健脾、安心神。总之，不要见西医诊为慢性胃炎，就一心治胃。

又，患者初诊时叙述的病史不完整，可见问诊的重要性。她看上去情况还不错——扫描形、神、色均无大异常，不会想到她还会有那样长时期的肾虚。说此案是肝郁并心脾肺肾气虚，显然有理有据。

用药方面，首次的煎剂可以组成四君、逍遥、二陈、桂枝、补中益气、参苓白术、理中数方。读者须知，它们的大方向基本一致。看似特殊的二陈、逍遥也可健脾补中。

问：如此说来，此案不是可以使用十全大补吗？

答：是的。照用十全大补也大体不错。患者以脾肾虚为主，只要顾全健脾、补肾，效果就会满意，不是说用药一味不可增删。至于份量，多一克、少一克更不是大问题。

再问：到底什么方子最好？

答：最好综合人参健脾、金匮肾气、逍遥散三方。

又，患者虽然多脏腑正气不足，却没有出现过危急情况。这是由于患者的生活条件还不错，故能多方治疗。加之患者还在壮年，一时不会出现危急情况。坚持按二诊服药并注意调摄，很有可能完全康复。

案30　洪钧治体虚多流清涕

王 QL，女，21 岁，威县潘村人，2009 年 2 月 2 日初诊。

常流清涕一冬天。曾经多次服用鼻炎片、感冒药均完全无效。鼻孔下有小溃疡并条状色素沉着，颇碍观瞻。患者未婚，面白嫩，神清，一般情况好。脉见弦滑，舌嫩。处理如下：

党参 10g、黄芪 15g、当归 8g、白芍 12g、川芎 8g、熟地 15g、陈皮 15g、茯苓 10g、半夏 8g、桂枝 15g、生甘草 4g、生三仙各 10g、生姜 20g。常规水煎日一剂。

补中益气丸、金匮肾气丸各 9g 日 2~3 次。

服上方 2 日，流涕明显减少。10 日后不再流清涕，溃疡消失。患者坚持服上方 20 多日，终于大好。但是，色素沉着完全消退大概还须 2 月以上。于是停用煎剂，只服成药并坚持局部热敷。

洪钧按：患者不过是气虚体质——面白而嫩者多气虚。流清涕致鼻孔下有小溃疡并条状色素沉着，颇碍观瞻，对未婚的姑娘来说实在是大事。

上方略同十全大补，患者也竟能坚持服用。

案31 洪钧治肝郁气虚

孙 SY，女，23 岁，威县东郭庄村人，2008 年 10 月 17 日初诊。

低热不退、全身乏力 10 余日，在县城就诊服生脉饮等不效。面黄、体瘦，饮食、睡眠、二便可。结婚 8 个月，月经大体正常。末次月经 22 天前。脉滑略数，舌可。处理如下：

柴胡 6g、当归 10g、白芍 15g、党参 12g、黄芪 15g、川芎 8g、五味子 10g、香附 6g、桂枝 20g、苍术 6g、白术 6g、熟地 15g、生姜 15g、生甘草 4g。常规水煎日一剂。

逍遥丸 6g 日 2 次

补中益气丸 9g 日 2 次

10 月 22 日再诊：无明显改善。自诉多汗。神情忧郁。守上方。

10 月 27 日三诊：自觉大好，面色红润，精神好。脉舌象大体正常。守前方。

2009 年 1 月 4 日，患者的丈夫来看早泄，说患者一直很好。过去她常感冒，近 2 月多没有感冒。2 日前似有小感冒，没有服药就自己好了。

洪钧按：此案不是什么大病，但证属虚无疑。很可能兼郁，故如上治疗效果较好。

案32 老医自用十全大补

王肯堂灵兰要览曰：里中一老医，右手足废而不起床者二年矣。人皆传其必不起。过数月，遇诸途，讯之，曰：吾之病几危矣。始服顺气行痰之药，了无应验。薄暮神志辄昏，度不可服。命家人煎进十全大补汤，即觉清明，遂服之。浃数日，能扶策而起。无何，则又能舍策而步矣！经云：邪之所凑，其气必虚。吾治其虚，不理其邪，而邪自去，吾所以获全也。

洪钧按：偏瘫虽然不是外感，但也以虚证多见。此老医用顺气行痰（古人认为，部分偏瘫是多痰之过）之药无效，自用十全大补获全。可见治中风后遗症首当补益。

实证治验

问：何谓实证？

答：经云："邪气盛则实"，故实证就是邪气盛所致的证候。

问：邪气盛衰如何度量呢？

答：简单说来，邪气可分为有形、无形两种。有形的邪气一般很容易直观感知或度量。如大肠内有较多的干燥积粪；局部或全身明显积水；局部严重肿胀、积脓、积血或死血；腑气不通特别是腹部大满剧痛等，都是比较容易通过直观感知（即望、闻、切、触）的邪气盛。

问：以上所说大多好理解，但"腑气不通"有些难懂，请进一步说明。

答：腑就是西医说的空腔器官。不通就是发生梗阻。部分不痛，就是部分梗阻；完全不通，就是完全梗阻。比如有：幽门梗阻（必有胃潴留）、肠梗阻、胆总管梗阻、肾盂或输尿管梗阻、尿道梗阻（即尿潴留）、上消化道穿孔急性腹膜炎伴肠梗阻等等。六腑以通为用，腑气完全不通——梗阻——就是腑的功用完全丧失。于是，意味着很快死亡。故这些情况不仅是典型的实证，还无不是危急重证。

问：请再说明，上消化道穿孔急性腹膜炎而肠梗阻为什么是实证？

答：按西医病理，上消化道穿孔立即出现严重的急性腹膜炎，于是肠道立即停止蠕动而肠梗阻。它的最典型的表现是：突然严重腹痛并出现"板状腹"。仲景描述为"心下痛，按之石硬"。《伤寒论》称之为"寒实结胸"或"大结胸"，要治以急下的大陷胸汤或丸，故此证是典型实证。

问：急下法属于什么方法呢？

答：属于峻攻法。

问：出现结胸等实证时，莫非完全没有"正夺"吗？为什么还使用峻攻法呢?

答:为理解这个问题,首先要知道,判断虚实的依据完全是两回事。虚完全基于对正气的判断,实完全基于对邪气的判断,故虚实二者可以并存。结胸证肯定有正夺,而且有时正夺很严重。不过中医辨证,常常是抓主要矛盾或主要矛盾方面。当邪气盛为主要矛盾方面时,中医就诊为实证。加之古时对这种情况不可能有扶正疗法——中医只能口服给药,而这时患者不宜口服补益药——只能峻攻峻下,故结胸首先是实证。当然,也有结胸正夺很严重,不能用峻下法的情况,在古时就是死证。

问:目前处理结胸类实证,可以同时使用扶正法吗?有什么办法呢?

答:目前处理结胸证,最好中西医结合处理。西医方面主要是禁食水、胃肠减压、恰当输液、抗感染等。输液可以看作扶正。中医方面,就是适时使用急下法。如上保守无效或病情过重不宜于保守,再手术。手术也是祛邪法。手术前后照样要使用输液、抗感染等方法。

问:其他邪气盛如腹水、血肿等莫非也没有正气夺吗?

答:有的。简言之,除很轻的便秘外,有形的邪气盛,几乎都同时或已经有正气夺。只是如上所说,这时以邪气盛为主要矛盾,中医诊断和治疗中更重视它的实证。诸位但知其中的道理,就不难理解,为什么已经有正气夺还要使用峻攻峻下法,以及何时适可而止,特别是为什么中西医结合处理这种情况必有更好的疗效。

问:那么,无形的邪气盛如何判断呢?

答:主要通过正邪斗争的状态来判断。正邪斗争呈现激烈状态,一般为实证,反之为虚证。"虚证治验"中有几例感冒日久不愈,却又不严重,就是典型的正夺。

问:正邪斗争能呈现激烈状态,不是因为正气相当充足,因而能够与邪气激战的表现吗?为什么这时属于邪气盛呢?

答:最好打个比喻说明这个问题:人体受邪,恰如一个国家受到敌人侵犯。国力充足因而军队战斗力强的国家,必然立即抗击入侵之敌。如果入侵的敌人很少,他们往往迅速在局部被消灭,于是人们可以感觉不到被入侵。如果入侵之敌比较强大,就会导致剧烈的局部战争。如果外敌很强大,就会导致剧烈的全面战争。对外敌侵犯反应剧烈,就像外感病早期的实证。

实际上,实力强的国家受到侵犯时,一般会立即进行全民总动员,强化战争反应。于是,战争可以很剧烈,但一般也会较快结束。中医治无形的邪气盛,就类似强化战争反应。

问:治疗实证使用攻邪法,中医如何攻伐这种无形的邪气盛呢?

答:伤寒学和温病学理论对此有不同的理解和治法。伤寒家认为,外邪主要是寒邪。寒邪袭人,一般由表入里。受寒邪之初且邪气盛,典型表现是:严重恶寒(可以寒战)、无汗、脉紧。对这种典型的表寒实证,治法是发汗——温热发汗驱邪。最典型的方子是麻黄汤。关于麻黄汤的详细机理,请参看旧作《中西医结合二十讲》第十七讲所附"中药药理学应说清中医特色"一文。

问:不是也有寒邪直中之说吗?

答:是的。比如伤寒初起也可以见上面说过的结胸证。此外的直中都不会表现为实证。

洪钧按:不少朋友可能完全根据西医理论认为"上消化道穿孔""肠梗阻"不是外感,因而不是什么寒邪直中。这里再对结胸证略做补充说明。

首先要知道,尽管大结胸证是西医说的急性腹膜炎,但急性腹膜炎不是只有上消化道穿孔导致。很多热病——包括流感——都可以继发急性腹膜炎。只是由于抗生素的普遍使用,这种急性腹膜炎目前很少见,当代医家对此生疏了。于是,不少人会认为,只有外科病才会发生急性腹膜炎。

其次是要知道,西医所谓"急腹症",在中医都要先用急下法治疗——古时更是这样。古人见到消化道穿孔等,一般就认为是寒邪直中的大结胸。实际上,不少"急腹症"确有受寒等诱因。

问:温病学家如何看邪气盛呢?

答:温病学家认为外邪主要是温邪。温邪袭人常常从口鼻而入,也可以是从前侵入的寒邪伏于募原。早期的温病学家主张急病急攻。后来演变为使用寒凉。使用寒凉药就是针对温邪。总之,后期的温病学家治温病初起不重视虚实。换言之,温病初起治法没有攻补之说,只有温凉之说。

问:内因和内邪也可以引起实证吗?

答:至少从理论上讲是可以的。比如最常见的积食用吐法。不过,严格说来,内邪无不源于情志过度,开始都应该导致内伤。而内伤本质上是虚证。当然,内伤也可以出现实证。比如中医治躁狂型精神病用峻攻法,就是把这种情志病看作实证。中医还有下法治痰,也是把某些痰证看作实证。实际上，痰不是初始病因，而是疾病的中间产物。中医还有肝阳上亢、肝气横逆、心火上炎之说，它们不是从虚实角度立论，不在这里讨论。

问：请举例说明。

答：请看验案。

案1　洪钧治感冒典型表实证

2007年，堂嫂79岁，4月15日凌晨2时突然寒战。侄子迅速请我赶到时，寒战仍未止。脉见沉紧而数。立即给她口服藿香正气水10ml，氯酚黄敏2片。寒战持续约40分钟后，开始恶热。此时脉象略见洪数，体温40℃，开始出汗。于是我回家休息。上午9时左右我去看时，她已经下床，也略进早餐，正在摘菜，自称无大不适。脉略有虚象，舌可。鉴于患者年高，给她输液1000ml，其中加入青霉素480万单位，头孢菌素1g预防继发感染。此后再未反复。

问：自西医看，此案是什么病呢？

答：适逢感冒小流行，寒战高热就是流感所致。不过，像这样严重寒战高热起病的流感也很少见。特别是像堂嫂这样的年龄，更少见反应如此激烈者。能有这样激烈的反应，说明她的抵抗力还相当强。

问：此案就是典型的无形的邪气盛吗？根据是什么呢？

答：是的。此案就是典型的表寒实证。根据就是剧烈的外感反应。按伤寒理论，根据就是头痛、身痛、恶寒、无汗、脉紧（后来见洪数）。该案唯一不典型之处，就是头痛不明显。

问：典型的伤寒表实证——即太阳伤寒，不是该用麻黄汤吗？此案为什么用了藿香正气水呢？

答：据我的经验，藿香正气水的功效很接近麻黄汤，且服用很方便，当时就用了此药。

问：麻黄汤为什么能治表寒实证呢？

答：简单说来，麻黄汤是通过推波助澜或煽风点火治伤寒表实证的。所谓推波助澜或煽风点火，就是它能加剧正邪斗争。

旧作《中西医结合二十讲》第十七讲所附："中药药理学应说清中医特色"一文，对此有详细论述。为诸位方便，把其中的核心段落引在这里。

问：什么叫发汗？它的生理意义是什么？它对热病有何意义？

答：作为一种疗法，发汗指通过某种方法，使无汗的病人在较短的时间内出汗，而且出汗较多。中西医都曾经使用过物理方法发汗，本文不讨论。有的生理书上，把正常人出汗也叫做发汗，不大准确。但是，无论生理状态的出汗，还是病理情况下的自行发汗和用药发汗，都关乎体温调节。它是人体快速散热的主要手段。除了体质性局部多汗（汗脚等）、休克时的大汗淋漓和精神性出汗（如严重疼痛或恐惧时），出汗都是人体为了快速散热。所以，它必然和热病关系密切。患热病时，出汗的状态关乎病情判断和治疗原则。始终无汗，热病必然难愈。出汗过多，常使病情复杂。热病初起，是否有汗，尤其重要。中西医处理热病初起，都常设法促使汗出。中医称之为"发汗法"或"汗法"。汗法是中医治病八法之首。

不过，需要牢记，尽管发汗的结果是散热而降低体温，麻黄发汗却不是为了解热。热病初起，也不是见发热就应该发汗。

问：发汗都是药物所致吗？恰当发汗，热病就能痊愈吗？

答：显然不是。比如，正常人处在高温环境或强力劳动时，一般要出汗而且较多。治热病时，中西医也都用过烤火和热浴发汗。热病初起，不用任何药物，是否也会自行发汗（有汗而且相当多），大概是多数人都清楚的。恰当发汗，不一定病愈，但大都能缓解痛苦。

问：现代人发热似乎都要用药，可否举一个热病不用药而出大汗的典型例子呢？

答：最典型的例子是疟疾。患者一旦恶寒，立即无汗、蜷缩、毫毛毕直并寒战，体温迅速上升。大约40分钟之后，患者转而恶热。这标志着体温升至顶点，随即是大汗出。其他热病，不这样典型，但是，从恶寒到恶热，进而出汗的原理一致。如果没有切身体会，又没有临床经验，不大熟悉疟疾，请自己看看书。

问：热病表证都类似疟疾吗？

答：只有典型表实证（即表寒实证）类似疟疾。恶寒、无汗、蜷缩、毫毛毕直，是典型表实证必有的，也有的有寒战。这时体温正在上升，多数情况下，不用药也会转而恶热，随即出汗，只是恶寒阶段一般比典型疟疾长。

问：只有表寒实证才需要发汗吗？麻黄汤怎样发汗呢？

答：是的，只有表寒实证才能发汗。发汗属于攻邪法，表寒虚证不能用此种攻邪法治疗。关于麻黄汤发汗的详细拙见，并请参看旧作"麻黄汤新解"。

简单说来,麻黄汤发汗,并非其药效像解热镇痛西药那样,直接作用于体温调节中枢,更不是直接促进汗液分泌。相反,其主要有效成分麻黄碱,有轻微抑制汗腺分泌的作用。但是,麻黄碱的拟肾上腺素作用加速产热过程,从而使体温迅速达到顶点——比不用麻黄应稍高。这时,体温调节的散热中枢兴奋(不是麻黄所致),故汗出且较多。口服麻黄碱或麻黄煎剂,其药动过程大致与表实证发热过程相对应。简言之,麻黄汤发汗,是它的拟肾上腺素作用,激化或强化表实证的急性发热过程的结果。

再强调一下,麻黄发汗不是直接的。如果麻黄能直接发汗,使用麻黄后,应该立即出汗。出汗最多的阶段,应该在麻黄有效成分在血液中的浓度最高的时候。实际上不是这样。

问:西医生理和药理说:肾上腺髓质激素的作用是使人体适应应激状态。表实证用麻黄这种拟肾上腺素药,莫非这是强化人体的应激状态吗?

答:据我看,是的。比如,上面所举的疟疾寒战期的一系列表现,就酷似人体遇见外部环境紧急事件时的反应。这是由于大量致热原突然进入血液,人体必须紧急适应。因为典型疟疾应激反应已经很强,麻黄不适用于治疗疟疾(本经说可以治温疟,说明曾经用过,但疗效不好或多意外,后世不再用)。表实证的反应,接近应激状态。这时用麻黄强化应激状态,就有利于病愈。其前提是,人体必须有足够的物质基础,器官功能足以耐受这种激化。此即中医所谓正气充实或未衰。表实证正是这样。

问:西医有发汗疗法吗?

答:和中医一样,近代以前的西医曾经使用过物理发汗疗法。自从解热镇痛药发明后,一般不再使用物理疗法。使用解热镇痛药,西医不叫发汗法,但用而有效,也常见大汗,称之为发汗法亦无不可。此类药物,也有轻微的加速产热作用。但其发汗解热机理,还是不同于麻黄汤。笔者不尽赞同解热西药的理论假说,但不宜在此讲。

问:按以上所说,发汗只是为了快速散热而降低体温,麻黄或麻黄汤等为什么能治好热病呢?

答:麻黄的直接作用不是发汗,也不是解热,按中医理论是为了驱寒,更不是为了解热。它为什么能促进病愈,上文已有部分说明。其余机理,见下文。

问:汗液不是汗腺分泌的吗?为什么麻黄发汗不是促进汗腺分泌呢?

答：毫无疑问，汗是汗腺分泌的。但是，这不等于麻黄发汗是药物直接促进汗腺分泌。有关机理，上文已经交代。其中提到，麻黄不但不能直接促进汗腺分泌，它的主要成分麻黄碱反而能轻微抑制汗腺分泌。真正直接促进汗腺分泌的药物，在西药是多数拟胆碱药。它们是不能用于治疗表证的。道理也许不必再讲了。

至此，关于发汗和麻黄如何发汗基本说清楚了。

不过，显然有必要说一下，是否辛温药大多有较强的发汗作用。

旧作中曾经指出，按仲景原意，只能把麻黄汤、大青龙汤和葛根汤看作发汗方。这三个方子，都含有麻黄而且用量较大。据此，只能说麻黄发汗作用强。特别是，大青龙汤有"发之"之说。此方用麻黄六两，用量是麻黄汤的2倍，故"发汗"法更是只限于重用麻黄的方子。中药教材也只说麻黄发汗力强，没有说还有比较强的。遍查历代本草，也没有此说。故"新世纪"说"大多数辛温药具有较强的发汗作用"，不知何所据。

问：如此说来，麻黄发汗，就是麻黄碱的拟肾上腺素作用，促进快速产热的结果吗？

答：按照拙见，至少主要靠这种作用。

鉴于近现代中药研究，至今说不清麻黄如何发汗，有必要顺便讨论一下"新世纪"和中药学的有关见解。

2002年版《中药学》教材说，麻黄发汗是其中挥发油的作用。此前各版，也多有此说。这大概是由于不能说明麻黄的主要有效成分 L - 麻黄碱（占麻黄总生物碱的80%以上）怎样发汗，就找其他成分说明。其实，麻黄中挥发油含量很少，而麻黄素适可略抑制汗腺分泌。这且不说。《伤寒论》讲麻黄汤煎法，要先煎麻黄（含麻黄的经方均先煎麻黄），而且要"去上沫"并煎较长时间。这样的煎法，不是挥发油更少了吗？

"新世纪"采用了近代研究说法。说："麻黄水煎剂、水提取物、甲基麻黄碱和挥发油都有发汗作用"，却说不清为什么。于是，为什么表实证用麻黄汤发汗就更加说不清楚。

如果认为，麻黄发汗的上述拙见有理有据，这个80多年说不清的问题就基本上解决了。

问：近代生药学家曾经说，麻黄素发汗需达到中毒剂量。麻黄汤中的麻黄不应该达到中毒剂量，似乎不能发汗。这个问题该如何解释呢？

答：麻黄碱中毒，确实会出现大汗并伴有高热等。1949年后亦有报道。不过，据此说治疗量的麻黄不能发汗，是脱离热病临床看问题。表实证患者用麻黄，与非热病患者误用大剂量麻黄碱的前提不同，目的不同。用动物实验结果，反证治疗量麻黄不能发汗，尤其不妥。上文已经说明麻黄治表实如何发汗，按说问题已经解决了。如果坚持以实验为依据，那么，古今人已经作过无数次的人体直接试验，证实麻黄确可加速表实证发汗，应该比动物实验更可靠。如果还认为麻黄碱必须达到中毒量才能发汗，只能说持此论者缺乏临床经验，不懂中医，故摆脱不了西医药理学和治疗学的思维定势。这在近代纯西医药理学家，不很奇怪。现在还这样看问题，就有些不可理喻了。

看来，发扬中医特色，不仅要精通中西医理论，还要有足够的临床经验。否则，即便像麻黄研究这么彻底，仍然不足以解释有关方法。

总之，麻黄并无直接发汗作用。麻黄汤治表实，是促进正邪斗争，加快产热过程，最后机体为快速散热而出汗。这一过程，以大量、快速消耗正气为代价。这样我们才能明白，为什么表虚证不宜用麻黄汤，桂枝麻黄各半汤证等非典型表实证均用极小量麻黄。

洪钧按：不少青年同道，可能没有见过这样典型的寒战。为此，用文字描述一下并扼要说明有关问题。

先是背部发冷，十几秒或几秒钟之内即开始冷得全身战抖。这时病人蜷缩，但又全身肌肉颤抖（包括牙齿打颤）。颤抖很严重的人，下肢最初甚至不能蜷缩，而是双腿在床上抖动如敲鼓几分钟。患者一再要求多盖被子，但盖得再多还是冷得发抖。摸摸手足必然很凉，可以凉至肘和膝，一般不过腕和踝。面色必然苍白，甚至可以青紫，口唇和指甲尤其如此。呼吸急促，就像刚跑完百米赛跑。头痛可轻可重，但骨节酸痛是必有的。一般腰部最厉害，自觉像折了一样。这样持续大约 40 分钟，手足不再发凉时，寒战停止。几分钟之内，开始发热恶热——一般体温要在 40℃ 左右。患者舒展身体，自己或请他人帮助去掉被子并迅速全身出汗。一般出汗很多而且遍布全身。出汗时自觉舒适。大约 2 小时内，逐渐热退汗止。

堂嫂的寒战和以上描述几乎完全相同——只是没有头痛。

由于抖动剧烈，寒战之始切脉很困难。这时可以短时间无脉，有脉也表现为沉紧而数。及至恶热时，脉象即浮数甚至洪数。寒战时舌质淡紫，恶热时转为色红。

寒战的意思，就是冷得发抖。就像人一丝不挂地呆在数九寒天的风雪中的感觉和表现。测体温却在迅速升高。及至恶热出汗时——体温到了顶点，又像站在暑天的烈日下。因为最痛苦的阶段是发热恶热前，故称之为寒战。

读者不难理解，这是感染性疾病，正邪激烈斗争的表现。

单看寒战时的体温变化，不自主的全身横纹肌剧烈抖动是为了快速产热。故大约40分钟内，体温急剧上升4℃左右。不过，正邪斗争的"目的"，显然不仅仅为了升高体温，而是调动一切免疫机能消灭病原体。换言之，寒战这种应激状态，是人体消灭病原体必需的。快速升高体温，只是宏观的整体反应。较高的体温，能增强免疫机能，有助于人体消灭病原体。明乎此，就应该知道，非寒战状态的发热，也是正邪斗争必需的。治热病，不能见发热就立即使用解热药退热。一般的手段不可能让寒战迅速或立即停止，也不应该那样做。

热病初起即表现为寒战，是典型的表实证或伤寒麻黄汤证。此种情况，不宜用温病治法。藿香正气水略同麻黄汤，故堂嫂的病一战而决。

感染性疾病都可以出现寒战，但最常出现寒战的是疟疾。

疟疾早已绝迹于北方，目前南方也很少见。为加深读者的印象，把古人形容疟疾的一首打油诗录如下：

冷来时冷得在冰凌上卧，热来时热得在蒸笼里坐。疼时节疼得天灵破，颤时节颤得牙关挫。只被你害杀人也么歌，真个是寒来暑往人难过！

疟疾之所以周期性地寒战，是因为疟原虫周期性地在红细胞内繁殖成熟。这时大批红细胞同时破裂，大量小疟原虫和热原突然进入血液，人体必须紧急应对。

其他病原体，不会周期性地在人体内突然大量释放毒素。但是，凡出现寒战状态，必然因为感染较重且机体急起相争。

不过，包括疟疾在内，也不是总表现为寒战高热。典型的隔日疟，初起可以是持续高热半天左右，而后呈现典型的隔日寒战约三周，此后即不再典型。

人体不能总处在应激状态，故寒战高热时间一般不超过4小时。若非疟疾，寒战也不会反复多次出现。古时治热病，一战不解，可以再战。再战不解，就有危险。尽管数战而病解者也不是很少见，毕竟有些弄险。目前有中西医手段供同时使用，不应该发展到三战而病不解。

如上所说，寒战是正邪激烈斗争，必然严重消耗正气。疟疾的两次寒战之间，有将近48小时的"停战状态"供机体恢复，其他热病则没有这么长的"停战状态"。加之常常有呼吸或消化严重受损，机体之不能耐受再三寒战不言而喻。

目前的热病很少见严重或反复寒战，但是，明白寒战背后的含义，对处理非寒战状态的热病，会更加心中有数。

案2　洪钧治感冒现大承气汤证

约1997年，堂嫂76岁，她先有较轻的帕金森病，但生活可以自理，还可以做简单家务。当年仲春，因流感小流行她患感冒。发热不很严重，也可以少量进食水。一周后却出现潮热、一阵阵汗出、谵语。谵语时并非真昏迷——叫醒她可以正常对话。只是她迷迷糊糊睡去，就有谵语。这时查其脉象不是大虚，舌苔黄厚，脐周可触及结粪，于是给大承气原方一大剂。

生大黄15g、芒硝15g、厚朴20g、枳实20g。

上四味共煎，第一煎快煎20分钟，二煎40分钟左右。分两次服。

服药后1个多小时大泻两次，诸证悉退，又将息数日康复。

当时侄子和侄媳都说：没想到中药有如此捷效！

洪钧按：今教材注明此方的分两是：生大黄12g、厚朴15g、枳实15g、芒硝9g。

我觉得分两偏小。特别是芒硝不宜小于10g。

又，传统上此方的煎法是：生大黄后下——煎不过20分钟，芒硝冲。可以简化如我所说。

又，芒硝的主要成分（97%左右）是硫酸钠，它和西药硫酸镁药理作用完全相同：不能被吸收——使肠管内的液体高渗——增加肠管内液体量。硫酸镁俗称硫苦，又称泻盐。西医曾经很常用。常用量20g。按化学理论，硫酸镁的用量要比硫酸钠大一点。

按说，硫酸钠要比硫酸镁更安全。不过，市场上很容易购得高质量的硫苦，故我常常用它代替芒硝。

此案之所以按实证治以大承气汤，只是针对里热燥屎。实际上患者已有正夺——76岁的高年且久病必有正夺。注意，凡大承气证，乃至绝大多数实证，用攻法都要中病即止。

案3　洪钧治胆囊炎27年再犯

刘某，女，56岁，威县前小辛村人，2004年4月16日就诊。

患者跟随丈夫住在邢台，5 天前以突然上腹剧烈绞痛发病。已经在邢台矿务局医院诊断为胆道结石症，院方动员患者手术。由于花钱已经很多，手术风险较大，特别是打听到我就在故乡，于是专程就诊。见面之后自然谈到 27 年前我治愈她旧病的经过。

那一次的情况大体如下。

1977 年 11 月，她因为突然上腹剧烈绞痛、呕吐、发烧、腹部胀满住在县医院。内科诊断为胆囊炎。禁食、输液、抗感染、解痉止痛 4 天之后，仍然没有明显好转。病家异常恐慌。恰好她碰到的业务院长是一个很认真负责的人，知道我有使用中药治疗胆道疾病的经验，请我会诊。

看过患者之后，发现除以上情况外，还有明显的黄疸，又全腹胀满，右肋下胆囊区有明显压痛、反跳痛。总之，胆囊炎的诊断毫无疑问。

再次强调：典型的胆囊炎或胆道感染的诊断，完全不需要复杂的仪器检查检验，甚至不必化验血象、黄疸指数、尿胆原等。上述临床表现和体检所得已经足以确诊了。

再查脉无虚象，舌质暗红，苔黄白厚腻。于是疏方如下：

川朴 15g、枳实 10g、生大黄（碎）15g、茵陈 10g、栀子 5g、桃仁 10g、红花 5g、芒硝 15g。

此方是小承气、茵陈蒿汤合剂再加活血化瘀药。只要原则上正确，改用其他药物也会有满意的疗效。比如，也可以用大柴胡、茵陈蒿合剂再加厚朴、枳实。

当时已经是夜间 10 点左右，嘱咐立即抓药，立即煎服。除芒硝外共煎，头煎 20 分钟即可（用大黄泻下不宜久煎），二煎时间可以稍久。芒硝在服药时冲服。

次日黎明，我还没有起床，忽听有人敲门。听声音似乎是患者的丈夫，连忙起床请进，询问有什么紧急情况。患者的丈夫连声致谢，说患者服药后大便 3 次，疼痛、胀满、恶心呕吐等完全缓解。自觉几乎完全恢复，已经进食稀粥，无不适。恳请再为诊治。

进一步治疗的原则是：急下有效即不再急下，而以利胆清热、活血化瘀为主。炎症消散之后，活血化瘀药即可减去，但利胆法要使用很长时间。利胆法都是清热的，要注意不可清热太过。同时也要注意不可破气太过，见下文及其他病案。

那一次，患者服中药大约 40 剂。此后 27 年没有明显症状。

此次发病前大约半年，患者常感心下满闷、烧心、打嗝，应该是胆石症引起的消化道紊乱。

5 天前，患者突然上腹剧痛、恶心呕吐、腹部胀满。因痛苦难忍，在邢台矿务局医院看急诊，诊为胆道结石，住院治疗。其间一直输液并给予抗生素和利胆成药。

就诊时不再明显疼痛，但上腹胀满如前。自觉腹内气不通，不欲饮食，乏力，心悸。

查患者体胖、面红，脉象大致正常，舌质略暗，苔白稍厚。

处方如下：

茵陈 10g、栀子 3g、生大黄 5g、柴胡 5g、黄芩 10g、厚朴 5g、枳实 5g、香附 8g、川芎 7g、茯苓 10g、甘草 5g。常规水煎日一副。

这是茵陈蒿、大柴胡合剂，略有加减。

或问：为什么这一次没有明显胆道感染也没有黄疸？

答：胆道结石出现绞痛时不一定造成胆总管阻塞，也不一定导致感染。特别是发病前进食很少时，常常不发生感染。比如，胰头癌或胆总管癌患者的胆道阻塞多半没有胆道感染表现。如果结石在肝内胆管或胆囊内，就更不容易引起胆总管阻塞，因而不出现黄疸。

没有胆道阻塞所致的黄疸，又没有胆道感染，诊断胆道结石需要借助超声检查。

我确切了解患者的既往史，不做超声也足以诊断为胆道结石症。

读者不难看出，上方用药量偏小。然而，患者服用后仍然每天大便3～4次。这是理气药和生大黄用量太大的缘故。所以，后来减去了厚朴、枳实。用利胆法的原则是大便不能每天超过 3 次。这个患者虽然体胖、面红，但长期进食很少，自觉乏力、心悸，就更要避免破气。

患者服药 30 付，症状消失。

洪钧按：27 年前首次服用小承气与茵陈蒿汤加味，就是典型的攻法。当然，还同时使用了清热利湿法。

案 4　胆囊炎治愈 28 年再犯

本村村民赵某，1975 年曾患典型胆囊炎。急性期有如上文所述的典型表现。发病之初，给予西医支持输液和抗生素治疗大约 3 天。中药治则大体如上文所说。后来方子简化为四味药：茵陈 15g、栀子 3g、生大黄 5g、枳实 10g。这个方子那时只值 1 毛 6 分钱。患者共服中药 90 剂，终于因为经济困难停药去奔走谋生。因为那时很多农民吃饭还是问题，这么便宜的方子，一剂也要花去他一天的收入。

此后 28 年中，患者一直身体很好，所以，嗜酒的习惯没有戒。

2003 年，患者 70 岁。4 月的一天夜间大约 10 点钟，突然剧烈上腹绞痛难忍，伴有剧烈恶心呕吐和上腹胀满。我迅速赶到时，见患者呻吟不止，体温 39℃，黄疸可疑。右肋下肿大的胆囊不但可以清楚地摸到，也可以清楚地看到。只据此一点，再参考既往史，急性胆囊炎的诊断已经毫无疑问。

病情严重，加之患者的经济状况大好，花几千、上万元没有问题。所以，建议急症住院。患者问病情如何，我说：诊断毫无问题，但在家治疗不敢保险。患者不愿意深夜住院，当即给予支持输液和抗生素，同时开小承气、茵陈蒿汤合剂一副。

患者确实有生命危险。胆囊炎致死，主要是胆囊坏疽——必然破裂穿孔，造成胆汁性腹膜炎而不可收拾。坏疽的直接或主要原因就是胆囊内张力太大，导致囊壁——一般始于底部——缺血坏死。

患者也自觉病危，次日一早，就去县医院了。没想到检查化验一天下来，花了数百元，没有闹清什么病，却一味让他住院。患者很失望，于是回家一切拜托于我。

从纯西医角度看，患者具备胆囊切除的典型指征。

在家没有胆囊切除的条件怎么办呢？

当务之急是尽快解除胆囊张力。于是先给他穿刺抽取胆囊内的脓液。这是变通的微创手术。先后共抽取 5 次，脓液逐渐减少、变清，粪臭味逐渐减轻。

第一次抽出脓液后，患者的自觉症状就基本消失。体温也接近正常。可以进少量流食。

支持输液等西医疗法使用 5 天后，即单用中药治疗。

值得提出的是，脓液抽出之后，察舌即不见热象。服大柴胡、茵陈蒿合剂 5 剂之后，舌质变淡，舌苔略白不厚。再服即自觉不适，甚至呕吐。改用温胃理气之剂，即自觉舒适。患者很不理解，因为上次服药从来没有离开茵陈、栀子、生大黄等。

读者应该理解其中的缘故。用中医的话说，胆囊内的脓液抽取干净后，少阳或肝胆郁火即完全清除，故不宜再用苦寒清热的茵陈蒿汤等。

又，抽出就是最直接而有效的利胆，故利胆法也不必再用。用大小柴胡汤也不合适。

后来，当察舌不再见寒象时，也只用过茵陈。

这次患者服中药30多剂，一切症状消失。不久即可劳动。他不要求保证28年不犯，我也不敢保证这么长时间。那时我们都应该作古了。

洪钧按：*初病时使用急下法，是典型的实证治法——峻攻。但须注意，急下有效，就不能再急下。*

案5　洪钧连用八剂大承气治愈肠梗阻

吴某，男，28岁，威县吴家庄人，因急性阵发性腹内绞痛伴呕吐20多个小时，于1975年12月住院。门诊已经腹透诊为肠梗阻。

病史要点：患者瘦弱，于隆冬时节，人拉板车外出运煤约500kg，往返约150km。中间要露宿公路边，食物只有所带干粮。劳累和受寒之重可想而知。于是，未及到家，即发作腹痛并呕吐。坚持到家，经一夜休息和村医治疗，腹痛呕吐不减，更不能进食水，于是住院。

中医检查：患者不时呻吟，辗转反侧，其余望闻问所得如上述。脉象沉弱，舌苔白而厚腻。

诊断和讨论：

①此例已有西医诊断，但须知，单就西医而言，急腹症诊断也主要不靠辅助检查，而主要靠病史、体检和医生的经验。各种化验都没有帮助。透视只能做出有梗阻的诊断，却不能告知什么原因造成的，更不能告知治疗原则。没有透视手段时，西医就靠病史和腹部体检诊断肠梗阻。单有中医知识，是否能迅速做出诊断呢？一般说来，相当困难。张锡纯先生，有几例肠结治愈案，读者可参看。

②肠梗阻或肠结这个病，倒是中西医认识基本相同的。不但如此，传统的兽医，也知道这个病，而且往往能迅速做出诊断。

③通俗说肠梗阻的病理，就是肠子不通了。肠结也是此意，所以，此病的中医诊断倒是辨病的。治疗上也是辨病论治的。自然也有辨证论治的因素。

④西医治疗此病，辨证论治的内容倒是更多一些。西医说肠梗阻有好几种不同的类型。如完全性与不完全性；机械性与动力性；小肠与大肠；小肠上段与下段；血运性与非血运性等。不同类型的治疗原则不同，即不是只有手术一种办法。这里不便全说，只说要害。

肠梗阻中，以小肠大部扭转最危险，可以在 24 小时内死人。其次是其他血运性的比较危险，一般非手术不可。再其次是小肠上段完全梗阻，一般也要及时手术。此外都不是非手术不可。其中道理，请参看西医外科书。

该患者的诊断和治疗：患者与我有点亲戚关系，所以，在主管医生提出手术时，病家找我哀告是否可以不做手术。我才去看病人。病史如上。诊断是：小部分小肠扭转、不全性肠梗阻。

按说，有肠扭转，外科医生一般主张积极手术。但鉴于病家的要求，而且梗阻不全，我主张中西医结合治疗。西医方面主要是支持输液和胃肠减压，中医方面就是用大承气汤加味——原方加活血药。

第一天服用（通过胃管灌服，1 小时不应，即抽出）两大剂，不应。因为情况无明显恶化，第二天再用两大剂，仍不应。第三天再用，有少量虚恭和稀便。第四天再用，终于见大量多次稀便和虚恭。宣告治愈，停胃肠减压，让患者进流食。又观察两天，腹痛未再发作，进食后无不适，出院。

关于治疗的讨论：

①承气汤就是顺气或通气的方子，方名的含义如此。肠梗阻或肠结就是肠子不通气了。要通气，自然要用承气汤。梗阻是严重的不通气，自然要用大承气。凡是治疗急腹症，用大承气汤时，我大多要加上活血药，因为气滞还容易伴有血瘀，何况气不通！

②连用八剂大承气，就没有顾虑吗？当然要考虑周到些。古人用大承气是有不少禁忌。为什么你敢如此大胆。主要是有输液支持作后盾——不应还可以抽出来，不怕过下会出现严重后果。

③不积极手术而大用峻攻法，不怕死人要负责吗？不怕。因为我知道什么时候非手术不可，而且我可以亲自手术。

洪钧按：既然使用大承气，自然是按实证治。该患者自然有正夺，但是梗阻是主要矛盾。不解决梗阻患者永远不会好。

案 6　洪钧治刮宫后停经

王某，24 岁，威县李家庄人，2002 年，6 月 14 日初诊。

上年 7 月 14 日，第一胎胎死腹中刮宫后，一直未见月经。刮宫前偶有月经不规律，除好鼻衄外无大不适。又，近数月迅速发胖，脾气急躁。脉象滑数，舌苔略厚。处理如下：

当归 10g、白芍 10g、川芎 10g、生大黄 6g、枳实 6g、三棱 5g、文术 5g、党参 10g、香附 8g、柴胡 5g、红花 5g、牛膝 10g、益母草 10g、甘草 5g。常规水煎日一付。

逍遥丸 9g 日 2 次

槟榔四消丸 3g 日 2 次

6 月 19 日再诊：月经已至，微有少腹痛。继续服上方 5 日巩固疗效。

洪钧按： 说此案是实证，莫如说是气滞血瘀证。但是，患者完全没有虚象是肯定的。假如有虚象，使用上方就有害无利。又，桃仁承气汤、抵当汤和下淤血汤也可以归入攻法——尽管主要治淤血。上方用意即接近此三方。

寒证治验

问：何谓寒证？

答：就是提示病因、病机等都属寒的症候群。

问：中医根据什么判断寒证呢？

答：根据病史和望闻切所见。主要有七方面内容：即①病史有寒因。如感冒风寒、过食冷物、服用寒凉药等；②自觉症状为寒象。如恶风寒（怕风、怕冷）不恶热、不喜冷食冷饮、喜热且得热舒适等；③形有寒象。如寒战、蜷缩、瑟瑟缩缩、重衣厚幕等；④脉有寒象。如脉象沉、迟、紧、伏、细弱等；⑤舌有寒象。舌淡最确，也可见舌嫩润苔少等；⑥色有寒象。如面色和手足苍白、萎黄、晦暗、青紫；⑦切有寒象。如全身特别是四肢冰冷。此外还有小便清长、大便溏薄、吐痰清稀等。见证愈多，寒证愈确。若七方面全备，肯定是寒证无疑。各方面的诊断价值大小依次大体为①、⑤、②、③、⑦、④、⑥。

问：可否对寒证做出西医解释呢？

答：可。不过，由于寒和热密切相关，二者最好一起说。故关于热证的西医解释也在这里部分给出。有关内容讨论热证时一般不再重复。

问：如何用一句话自西医看寒热呢？

答：寒热是对人体的产热状态的判断。寒证是产热不足，热证是产热过剩。

问：请进一步说明。

答：进一步认识寒热，分为以下四种情况：

①绝对产热不足：如中医所谓少阴虚寒证或西医所谓冷休克、西医所谓甲状腺功能低下等都是很典型的。这时机体产热远远低于常态。纠正这种状态的主要方法自然要用热药。诸位须知，用姜、桂、附、参等热药治

疗典型甲减也有明显效果。尽管西药治甲减简单经济、疗效迅速，但是，单用西药疗效不好时，加用中药仍会提高疗效。

②相对产热不足：这时机体总体或局部产热并不低于常态，但是，产热虽较正常为多，却仍不足以促使病愈。比如，中医有表寒证之说——虽恶寒却已在发烧，这时要用辛温药解表，就是认为产热仍不足，尽管产热已超出常态。

目前，临床上最常见的而且连不少中医也常忽视的相对产热不足病态，是中医所说的虚热证。此证的体温可以是低热，也可以很高而且持续或反复多日不退。医生常常只知道用超大剂量的多种抗生素加激素，中药也只用苦寒清解方剂，效果都不好，死人也常见。这就是因为不知道什么叫相对产热不足（暂不论虚实）。这时，单用西药已难治愈，需用中医的甘温补气法甚或辛温助阳法。服药后一般会体温一度更高，随之速退或渐退而病愈。传统西医不是完全不承认，正气虚弱时，用抗生素无效或效果不好（加用激素退热更常常使病情复杂）。但是，它没有针对这种情况的成熟且成套的理论（即理法方药）。结合中医理论，显然是必要的，而且能够融为一体。

③绝对产热过盛：指机体产热不但超出常态，而且会危及整体，不利于病愈。如貌似简单的体表软组织化脓性感染炎症剧烈时，要用冷敷（目前青年大夫已少见此种情况），表面看来就是要控制产热。其实，凡感染性疾病，处理的原则都相同。内部感染不可能使用冷敷，但也可用药抑制产热。最典型的方子有调胃承气、白虎、黄连解毒汤等。在伤寒如阳明病热实证（与少阴虚寒证正相反）、在温病如邪在气分留恋、在内伤如常人所谓上火（面红耳赤、口舌生疮、牙齿剧痛、大便干燥、小便短赤等，医家谓之实火）、在西医如典型甲亢、重症痢疾初期及一切严重感染的脓毒血症期患者反应强烈者，都呈产热过盛状态。这时中医称为实热证。

④相对产热过盛：指机体产热并未高出常态，但患者自觉发热，医生可察知其为热证。此种情况与相对产热不足形成对照。一般不见于外感病，也不单用清热药或补益药治疗。在中医均属内伤虚热证，如西医所谓淡漠型甲亢、某些阴虚型肺结核或肝病等。这时典型的中医治法为滋阴。

当然，以上所述不仅仅是单纯产热多少的问题。体温的高低、产热多少的同时，必有相应的神经调节、体液调节、免疫过程、血液循环以及代谢物质基础等方面的变化。体质因素（包括遗传因素）也在其中起到相当重要的作用。古人只能从整体水平推断。发热现象是最容易观察和体验到的指征，于是形成寒热学说。

问：按上面所说，体温低于正常则肯定属于寒证，但体温高于正常时不一定是热证，即发烧病人也有的是寒证，是这样的吗？

答：是的。请再仔细体会上文②相对产热不足。

问：寒证的治疗就是使用温热方药吗？

答：显然如此。不过，这里所谓方，还应该包括针灸、热敷、取暖等。

问：常用的温热方药有哪些呢？

答：最典型的热药是干姜、附子、肉桂。此外，热性明显的还有吴茱萸、桂枝、细辛、良姜、生硫黄等。药性偏温的更多。常用的如人参、党参、黄芪、陈皮、半夏、麻黄、防风、羌活、独活、当归、熟地、川朴、乌药、甘草等。

温热方剂很多，且基本上都是上述温热药物组成的。最典型的如四逆汤类、理中汤类、建中汤类、吴茱萸汤等。麻黄、桂枝等辛温方也是温热方。就是二陈汤类、甚至一味陈皮也是性温的。此外，补气方、温经散寒方、补阳方也都是温热方更是毫无疑问。古人的这些详细分类固然要继承，但是首先要记住它们都是温热方，针对的首先是寒证。

问：请结合临床说明尊见好吗？

答：请看下述验案。

案1　洪钧治感冒典型表寒实证

2007年，堂嫂79岁，4月15日凌晨2时突然寒战。侄子迅速请我赶到时，寒战仍未止。脉见沉紧而数。立即给她口服藿香正气水10ml，氯酚黄敏2片。寒战持续约40分钟后，开始恶热。此时脉象略见洪数，体温40℃，开始出汗。于是我回家休息。上午9时左右我去看时，她已经下床，也略进早餐，正在摘菜，自称无大不适。脉略有虚象，舌可。鉴于患者年高，给她输液1000ml，其中加入青霉素480万单位，头孢菌素1g预防继发感染。此后再未反复。

问：此案已经见于"实证治验"，为什么在这里重出呢？

答：此案是典型的无形的邪气盛，故见于那边，但同时又是典型的寒证，故在这里重出。不过凡是那边有的解释，这里不再重出。

问：为什么说此案是寒证呢？

答：凡伤寒初起，都是寒证。即无论恶风、恶寒、有汗、无汗、脉紧、脉缓、头痛、身痛，只要是太阳病，都是寒证。此案严重恶寒——恶寒的极端是寒战——且脉紧、身痛，更是典型的寒证。

问：为什么伤寒初起都是寒证呢？

答：伤寒者，寒邪使人病也。中邪之初，寒邪必不化热，故无不属寒证。

问：此案可以自愈吗？

答：很可能自愈。但是，患者的条件很不好，病情如此严重，不大可能不请医生看。

问：患者一战而愈，是用药的结果吗？

答：任何疾病经过医生治疗而痊愈，都不能说完全是治疗的结果。我经常说：除了个别极其危重、复杂的情况，拙案大多是我的方法给了病人一点帮助。这些病，不是非用我的具体方子不可——拙案中大都有说明。就是极其危重、复杂的情况，病也不是完全靠药物治好的。假如机体完全失去抗病能力，什么药物也无用。

案2　洪钧治产后脾肾虚寒证

刘某，女，28岁，威县姜七里村人，2007年5月25日初诊。

第2胎正常产后4个月，手足肿胀感、乏力3个多月，着凉益重，不敢用凉水洗手，否则疼痛刺骨。产后无乳，曾服西药不效。又食欲差，大便溏。睡眠欠佳。体型中等，精神倦怠，面色晄白。手足不见指压性水肿。脉略沉缓，舌淡苔白。处理如下：

党参10g、黄芪15g、茯苓10g、白芍15g、川芎6g、怀牛膝15g、附子8g、熟地15g、桂枝15g、陈皮10g、三仙各10g、甘草4g、生姜20g。常规水煎日一剂。

金匮肾气丸9g日2次

补中益气丸9g日2次

5月30日再诊：病减。可以用凉水洗手。大便正常。脉舌象接近正常。守上方。

6月8日三诊：病大好，诸症悉退。面色红润，精神可。手足较前瘦，可见皱纹。守前方5日巩固。

洪钧按：患者的产后无乳、食少、便溏和四肢不适，都是气血不足且略有寒凝的结果。煎剂最好加上羌活、独活。

案3 洪钧治产后脾胃虚寒

蒋某，35 岁，威县王王母村人，2004 年 5 月 6 日初诊。

第 2 胎剖宫产后 45 天，一直多汗、畏风、肠鸣、腹痛、腹泻。近日服西药腹泻略好但虚汗不断。产前最高血压 200/130mmHg。最近 130/90mmHg。体型中等，神可，饮食可，脉滑弱略数，舌淡苔白水滑。正在服用丹参滴丸和尼群地平。嘱停用西药，服中药如下：

陈皮 15g、茯苓 10g、半夏 8g、五味子 6g、桂枝 15g、附子 8g、干姜 5g、川芎 8g、怀牛膝 10g、当归 8g、白芍 15g、党参 10g、黄芪 15g、白术 6g、苍术 6g、三仙各 10g、生甘草 4g、生姜 20g。常规水煎日一副。

藿香正气水 5ml 日 2 次

补中益气丸 9g 日 2 次

5 月 12 日再诊：虚汗减少，腹痛好转。

洪钧按：此案做剖宫产，可能因为先兆子痫。按西医原则无误，但术后的脾胃虚寒最好倚重中医如上。

案4 吴球治中寒

吴球治一人，暑月远行，渴饮泉水，至晚以单席阴地上睡。顷间寒热，吐泻不得，身痛如刀刮。医曰：此中暑也，进黄连香薷饮及六合汤，随服随厥。吴诊其脉细紧而伏，曰：此中寒也。众皆笑曰：六月中寒，有是事乎？吴曰：人肥白，素畏热，好服黄连及益元散等凉剂；况途中饮水既多，又单席卧地，寒邪深入。当以附子理中汤，大服乃济。用之果效。（清·余震《古今医案按·卷第四·中寒》）

洪钧按：此案先后辨证只有"中暑""中寒"一字之别。中暑故"进黄连香薷饮及六合汤"，然"随服随厥"。吴氏以为："寒邪深入。当以附子理中汤，大服乃济。"用之果效。

案5 洪钧治抗菌药伤胃阳

冉 QZ，男，26 岁，威县油坊村人，2007 年 12 月 11 日初诊。

双耳外耳道肿疼、耳鸣 20 天，服西药 10 多天，肿疼、耳鸣不好而上腹胀满、烧心、不欲食。面色略见晄白，一般情况可。脉象大体正常，舌淡苔略厚。

处理如下：

生姜 30g、陈皮 20g、半夏 8g、茯苓 10g、香附 8g、川芎 8g、党参 10g、桂枝 20g、附子 10g、苍术 6g、生三仙各 10g、生甘草 4g。常规水煎日一付。

香砂养胃丸6克日2次

2008年1月2日再诊：服上方2日，外耳道疼痛和腹部不适即完全缓解。仍有轻耳鸣。守前方。

洪钧按：面白之人，大多阳虚，一般不宜苦寒。患者去看的西医最喜大剂量使用抗生素和其他抗菌药如增效联磺、吡哌酸和氧氟沙星等，而且一般同时给两种以上，未免伤胃阳。假如本来胃不好，早已呕吐并完全不能进食了。

又，患者说双耳肿疼，我仔细看（戴上额带镜）无明显红肿，故此证一开始就不是湿热，用抗菌药——略同苦寒清热，是错误的。上方有引火下行之意。

此证不以上腹胀满起病，他的胃炎显然与服用西药（阿莫西林、增效联磺、甲硝唑等均伤胃阳）有关。不过，他的双耳不适，也不宜用炎症或中医所谓肝胆实火来解释——很可能是情志性的。患者两次就诊，都很紧张，甚至有点发抖。可见其心理素质不好。他也很害怕自己有其他重病，于是给以耐心的解释。

热证治验

问：何谓热证？

答：就是自觉症状、脉象和舌象都提示病因、病机为热的证。

问：具体说来有哪些表现呢？

答：自觉症状方面主要是恶热不恶寒。于是，患者愿意少穿衣服，揭去被子，喜欢在凉爽地方，多饮冷水且饮冷水舒服等。脉常表现为数象或洪滑。舌象多见舌质红且苔黄而厚。

问：如何自西医看热证呢？

答："寒证治验"中已经说过，热证是机体产热过多。

问：产热过多不是会体温高——发烧或发热吗？

答：严格说来，热证和发热是两回事。体温高、甚至相当高（比如接近39℃）也不能肯定是热证。换言之，已经有高热也可以是寒证。

问：那么，体温和寒热完全没有关系吗？

答：体温低、特别是较长时间的体温低于正常，肯定是寒证。体温高则不一定是热证。西医说的发热最常见于外感，外感发热属热还是属寒，第一靠患者的自我感觉判断。即看他恶寒还是恶热。发热的同时恶寒，一般属于寒证；发热而恶热，一般属于热证。

问：体温很高却属于寒证，很难理解，请进一步说明好吗？

答：不妨以几乎人人都有过的亲身经历来说明。比如，稍微严重的感冒，初起必见恶寒。这种恶寒可轻可重。轻的表现为浑身冷清清，或感觉像下着小雨而自己光着身子，或觉得虽然盖着被子却总往里面吹凉风。这时一般都会体温升高，但不会很高。严重的则常表现为严重恶寒甚至寒战——冷得浑身发抖，包括不能控制的牙关打颤。这时，体温比较高而且正在迅速升高。一般在40分钟之内会升高到40℃以上。上面这两种情况，都是典型的寒证。正如"寒证治验"中所说：寒证是机体产热不足，于是要增加产热。这时的体温升高，就是增加产热的结果。快速升高体温，就是快速增加产热。于是，热病初起恶寒较轻，就是寒证较轻。恶寒较重，就是寒证较重。

问：外感寒证还有哪些表现呢？

答：凡恶寒者，必然身体蜷缩。稍重者就会四肢——特别是手足发凉。恶寒越重，蜷缩和手足发凉越重。再重的就表现为寒战。寒战患者必然极力全身蜷缩，四肢冰凉，远端最重。患者寒冷难耐，要求多盖、盖紧被子。但盖得再多还是不觉得温暖。这时还无例外地有毫毛笔直——俗话谓"起鸡皮疙瘩"。蜷缩和"起鸡皮疙瘩"是为了减少散热，寒战（全身横纹肌不能控制的剧烈舒缩）是为了快速产热。结果是体温快速升高——达到顶点时（一般不超过42℃）寒战停止。这时患者转而恶热（必然不再蜷缩，手足也转温），一般迅速出汗。

问：那么，热证的体温不高吗？

答：就外感而言，热证一般也会体温高。但判断热证主要是看患者是否恶热不恶寒以及上面说过的其他脉证。

问：治热证就是用寒凉药或方子吗？

答：按中医理论就是这样治。只不过热在表与热在里用药略有不同。在表者一般设法使邪气随着出汗外出，在里者则让热邪从大小便中排出。

问：请举例说明如何治热证？

答：请看下述验案。

案1　洪钧治感冒表里热兼虚证

郑FZ，男，8岁，广宗油布村人，2000年6月7日初诊。

当年2月19日首次感冒发烧，经治症状不了了。4月13日再次发烧，至今近2月迁延不愈。体温一般不超过38.5℃，偶可在39℃以上。曾在县医院做过多种检查化验，除白细胞为12×10^9/L外，无异常。口服和肌内注射药物不计其数，输液10多天，仅偶尔略好。一般情况可。一向食少，但仍可食。脉滑，舌红苔黄略厚。T38℃。近来恶热，不恶寒。处理如下：

葛根10g、连翘10g、柴胡5g、黄芩5g、金银花10g、生石膏10g、生甘草4g、党参10g。常规水煎日一剂。

补中益气丸4.5g日2次

6月11日再诊：病情大好。近4日体温未超过37.3℃，目前体温

37.2℃。脉舌象大体正常。守前方。

洪钧按：患儿不是典型的白虎汤证，但无疑表里有热且兼虚，故上方接近白虎加人参汤意。由于发热时间很长，特别是肯定用过皮质激素，患儿的体温不很容易数日内完全正常。

案2　洪钧治里热证

吕XQ，女，50岁，威县城内干部，2007年11月8日初诊。

约40天前，右足有轻微的脚气感染，在棉花地里走了一趟似乎加重——有不严重的疼痛，小腿上有两处小红肿，于是立即去县医院就诊。那里给她输液每天使用青霉素80万单位×12支、甲硝唑1g（两瓶），连续10天，似乎略好。停药2日后病情反复，于是又在某诊所输液使用先锋霉素Ⅴ每日1g连续8天，但病情不见进退。停药一周病情似乎略重，于是又去邢台市人民医院（即老地区医院）就诊。那里让她再单独使用青霉素，但每天改为两次，每次0.8g。如此使用10天之后，再改为每天一次0.8g。同时，让她每天用抗菌药水洗脚3次，每次用庆大霉素10支、甲硝唑5支。如果见好，改为输液每天一次，每次青霉素0.8g。10天后果然见好——但不是大好。于是改为每天一次。如此输液5天，又有反复，地区医院的医生又让她外用大量达克宁软膏（多抹软膏，而后用塑料纸包住脚），如此两天，更加严重。于是就诊。

患者一般情况尚可，饮食、二便、睡眠、精神、体力均可。脉象略见洪滑有力，舌红苔黄略厚。问患者何时有高血压，说已经约10年并有冠状动脉供血不全。此外无重病史。查右足背近足趾处有不很严重的红肿热痛和簇状小疱疹，自觉局部小痒痛。血压150/100mmHg。

处理如下：

1. 停用此前一切中西药物。

2. 口服中药煎剂如下：

连翘20g、黄芩10g、黄柏15g、栀子6g、丹皮10g、菊花15g、茵陈10g、牛子10g、生地15g、白芍15g、怀牛膝15g、生石膏粉10g、生甘草5g。常规水煎日一剂。

3. 口服成药龙胆泻肝丸6g日2次。

4. 外洗煎剂。

生大黄30、黄芩20、黄柏20。加水半洗脸盆，开一两沸之后凉温洗患足，日2~3次。

洪钧按：如上处理，自中医看也有些小题大做了。鉴于此前西医治疗用药量如此之大，时间如此之长而不好，暂如此。当然，就脉证而言，如上中医处理，也没有错误。且看效果如何！

又，30 年前患者的母亲病危，经我抢救迅速转危为安。她近日打听到我在家故积极求治，言谈之间仍然感激不尽而且很信任，故我用药不必顾忌。她的高血压也是单靠诊脉即断定。血压高 10 年，有点冠不全也在情理之中。按说降压西药最好继续服用，但我相信上述中医处理能够同时控制血压。家属说前医曾经怀疑丹毒（这大概是为什么用如此大量抗菌药），但目前没有任何丹毒表现。

上方是一派苦寒。我很少用这样的方子。

11 月 13 日再诊：诸证悉减。肿胀消退过半，疼痒基本消失。泡疹完全消退。自我感觉很好。脉象柔和略沉，不再见洪而有力，舌可。血压 120/80mmHg。患者又称，此前大便常不通畅。服药后大便日一次，不稀且通畅。再次询问病史得知，患者先后就诊于威县县医院、中医院和邢台市人民医院共输液使用抗菌药 38 天，从来没有大好。又，患者此前服用的降压西药是：心痛定片 10mg、卡托普利 1 片、尼群地坪 1 片，各日 3 次，尼夫达 1 片日 2 次。自昨天始，由于自觉舒适（患者对血压高很敏感）停用了心痛定。处理如前。

11 月 20 日三诊：诸症悉退。脉象略见沉弱。血压 100/70mmHg。

洪钧按：上方不是攻下剂，但多数人服用后会有轻度稀便。看来患者此前多内热，如此长期大量使用抗生素不能清除内热，可见此类西药不能完全代替苦寒清热的中药。目前，她的血压完全正常且欲偏低，也是加用上方的结果。

案 3　洪钧治肝胆郁热证

吕 XJ，女，42 岁，住威县城内，2007 年 11 月 21 日初诊。

主诉双眼憋胀摩擦感 2 月余，有时发红，一直在滴眼药水，毫无效果。视力好，一般情况好。脉象沉弦有力，舌可。血压 130/90mmHg。上年发现血压高，一直在服用复方利血平。处理如下：

菊花 15g、黄芩 10g、龙胆草 5g、茵陈 10g、知母 6g、栀子 6g、丹皮 10g、生地 10g、生石膏 10g、白芍 15g、川芎 15g、怀牛膝 15g、葛根 10g、生甘草 5g。常规水煎日一剂。

龙胆泻肝丸 6 克日 2 次

11 月 27 日再诊：症状消失。脉转柔和。血压 120/80mmHg。停服煎剂。

洪钧按：患者有比较典型的高血压脉象，故虽然最后测出的血压只是在边沿，还是一上手就断定她血压高。她的肝阳上亢不严重，只服龙胆泻肝丸也许就可以了。上方煎剂中使用苦寒清热药相当多，减去一两种也没有问题。我还用了川芎、怀牛膝，这是我治高血压最常用的两味药。对此案来说，不用也可。

案 4　洪钧治气郁化火头痛

这是 1998 年在英国时的一次经验。患者是一位香港华裔青年。

这位青年自小学二年级独自留学英国。16 岁之前有非父母的所谓监护人。他可能不是很聪明，但绝不愚钝，为人处世也算通情达理，还是因为不适应发生了严重的问题。他的英语自然过关，但始终没有融入英国社会。发病时他 21 岁，直接原因是女朋友和他分手。更主要的原因是他的整个青少年时期，缺少亲情和友情。长时期孤独、寂寞，再加上感情挫折，必然出现严重的情志问题。他表现为气郁化火，还不是最坏的结果。

他的病表现为严重失眠和发作性头痛。因为此次发作严重，请我出诊。到了他的居所，立即看出他不善于照料自己的生活——居室内凌乱不堪。他面红耳赤，结膜充血，脉象洪滑，舌暗红，苔黄绿灰黑厚腻。血压 140/100mmHg。他多次求治于那里的西医，毫无疗效，于是求治于我这位同胞。处理如下：

柴胡 10g、黄芩 10g、龙胆草 6g、丹皮 10g、川芎 6g、怀牛膝 10g、生地 10g、茯苓 10g、五味子 10g、生枣仁 15g、远志 6g、钩藤 15g、茵陈 15g、菊花 15g、连翘 10g、生石膏 10g、滑石粉 10g、生甘草 5g。常规水煎日一剂。

逍遥丸 6g 日 3 次

龙胆泻肝丸 3 克日 3 次

朱砂安神丸 6g 日 3 次

同时告诉他，病情大好后，应该回香港疗养一段时间，调整精神状态。他自己也感到不能再待下去，但病情严重一时不能坐飞机。

服上方 2 日，明显好转，但离英前仍未完全恢复——实际上也不可能完全恢复。

洪钧按：中医认为情志过度可以化火，该患者以肝胆郁火为主，并有心火。原因就是他自幼缺少亲情又生活在难以适应的文化环境中。这样心理上过早完全断奶，必然会出现不适应。

案5　洪钧亲服生石膏经验

2008年9月底10月初，本人上火牙痛很厉害，因为同时有几位牙痛患者就诊，都给他们口服生石膏细粉（有的与生大黄粗末2~3克或大黄片5、6片同服），于是自己也试用。生石膏是生石膏块自己打碎的——尽可能碎。最多曾经一次口服15克左右，共服100克左右。效果比较满意——剧烈的疼痛很快缓解。

不过，我后来还加用增效联磺，也曾输液一次使用青霉素640万单位。使用青霉素后（只一次）没有立竿见影的效果。

又用生石膏25g、生白芍40g、怀牛膝40g沸水浸泡代茶饮。服药后效果更好。此前三天无法刷牙，服上方后可以刷牙。

我还同时不连续地服用过牛黄消炎片（牛黄、生大黄、青黛等为主要成分。很小的药片，每次1片），也可以说有效。

服药后便秘好转，但基本上没有出现腹泻，也没有感到上腹不适或影响食欲等。

自己给自己用药难免有点乱——因为方便，未免拿起什么来就试试。

给病人处方显然不能这么乱。

遇见这种情况，我的习惯是开生石膏粉10~15克、生大黄粉或粗末2~5克，温开水冲服，每日2~3次。注意，大便控制在每日3次以内。

只要是实火牙痛，即便相当顽固且严重者，如此用药效果大都很好。

这个方子很便宜，我一般是不收费的。

顺便说明，如果正赶上鸭梨收获季节，多吃几个鸭梨也常常效果较好。

一般人一次吃3、4个鸭梨，就会腹泻，故新鲜鸭梨也可以泻火。

案6　许叔微治伤寒表里大热证

一人病伤寒，初呕吐，俄为医下之，已八九日，而内外发热。许（叔微）诊之，曰：当用白虎加人参汤。或曰：既吐复下，宜重虚矣，白虎可用乎？许曰：仲景云若吐下后，七八日不解，热结在里，表里俱热者，白虎加人参汤。盖始吐者，热在胃脘。今脉洪滑，口大渴，欲饮水，舌干燥而烦，非人参白虎不可也。（清·余震《古今医案按·卷第一》）

洪钧按：白虎汤的最佳适应证就是"表里俱热"。案中所谓"内外发热"就是此意。如果病久，或者曾经汗下，或者高年，或者体弱，就要加人参。该案有大热、大渴、脉洪滑，相当典型。

案7　许叔微治大柴胡汤证

一人病伤寒，心烦喜呕，往来寒热，医以小柴胡与之，不除。许（叔微）曰：脉洪大而实，热结在里，复往来寒热者，与大柴胡汤。三服而病除。（清·余震《古今医案按·卷第一》）

洪钧按：小柴胡与大柴胡证都是寒热夹杂、虚实夹杂之证。二者的区别在于：前者以里虚为主，后者以里实为主。故小柴胡汤有人参而无大黄、枳实，大柴胡汤则无人参而有大黄、枳实。

案8　李东垣治大头瘟

泰和二年，民多疫病。初觉憎寒壮热，体重。次传头面肿甚，上喘，咽喉不利，舌干口燥。俗云大头伤寒，染之多不救。张县丞患此，医以承气汤加兰根下之，稍缓。翌日，其病如故，下之又缓，终莫能愈，渐至危笃。请东垣视之，乃曰：身半以上，天之气也。邪客于心肺之间，上攻头面以为肿。以承气泄胃，是诛伐无过，殊不知适其病所为故。遂用芩、连各五钱，苦寒泄心肺之火；元参二钱，连翘、板蓝根、马勃、鼠粘子各一钱，苦辛平，清火散肿消毒；僵蚕七分，清痰利膈；甘草二钱以缓之，桔梗三分以载之，则诸药浮而不沉；升麻七分升气于右，柴胡五分升气于左。清阳升于高巅，则浊邪不得复居其位。《经》曰：邪之所凑，其气必虚。用人参二钱以补虚，再佐陈皮二钱以利其壅遏之气，名普济消毒饮子。若大便秘者，加大黄。共为细末。半用汤调，时时服；半用蜜丸嚼化。且施其方，全活甚众。（清·余震《古今医案按·卷第二·大头瘟》）

洪钧按：此案是很严重的传染病，故古人称之为"大头瘟"。头面部的严重肿胀，主要是颈部、颔下淋巴广泛严重感染所致。淋巴回流障碍加之发炎肿胀，于是头面肿得很大。

此种急性感染性热病，有热证是肯定的。但是，按伤寒法，即便是热证，初起就用"承气汤加兰根下之"是错误的。李东垣为易水学派第一著名传人，注重温补，又特重视脾胃内伤——即中气虚。然而，他治此证也是把芩、连、元参、连翘、板蓝根、马勃、鼠粘子等放在首位，即以泻火、清热、解毒为主。只是同时使用人参补虚，是温补本色。此方不仅可治大头伤寒，凡外感或疮疡初起在上部且属热证者，均可照用或略做加减使用。若热毒壅盛，则尤宜用。普济消毒饮子即因李氏所创成为名方。

案9　王某治热痰壅盛证

一妇娇弱丰颐，不显言何证，求王诊视。六脉疾数劲急，上大下小，三焦部分搏指之甚。王曰：那得许多热来？其夫笑曰：此言与老医之言何其相背太甚？老医曰：那得许多冷来？故服药衣食，并是辛热过暖之事。疑其证益加，今当从先生之言，请为治之。问其见证，曰上壅痰盛，胸闭肋痛，头不能举，口苦舌干，精神烦乱，梦寐恍惚，两颔结核，饮食不美。于是令服滚痰丸八十丸，随时请利，相继三次，服之五七日，一次服九十丸至百丸，每夜嚼龙脑膏。然病势日久，兼闻禀赋素异，遂令服黄连解毒丸，一年方愈。(明·江瓘《名医类案·卷三·痰》)

洪钧按：此案辨证的关键只有两个字——热还是冷，可见辨清寒热之重要。但是，像这样服滚痰丸、黄连解毒丸等一年方愈的内热证也很少见。

高血压病治验

问：此前先生没有按西医诊断讲验案，为什么这里讲高血压呢？

答：这是因为，高血压是目前威胁人类健康和生命最厉害的疾病。

问：可以说一下此病为什么最厉害吗？

答：近著《医学中西结合录》中有如下说：

目前，导致人类死亡的前几位病种是心血管病、脑血管病、癌瘤、糖尿病等。多数心脑血管病是高血压病的后果，部分糖尿病和高血压相关，于是，高血压成为危害人类健康和生命的第一大病。

防治高血压必须动员全社会努力，单靠医生或医学界不可能取得理想结果。但是，医生应该走在前面。他们对此病的病理生理学、医学社会学和卫生经济学等各方面的理解都应该比公众更深刻。

据笔者所知，医界的现状不大令人满意。

比如，1999 年《实用内科学》第 10 版还认为，我国的高血压发病率远远低于发达国家。这说明医界对我国高血压流行病学现状不够知情。近来的报告证明，高血压的发病率在我国多数地区 35 岁以上的人群中都超过 30%，即已经超过了多数欧美国家。笔者曾经在英国城乡行医近 2 年，又长期在我国基层行医。感性认识是：目前我国高血压发病率远远高于英国。我国的心脑血管病——特别是急性脑血管病的发病率尤其高。

所以，先强调以下几点：

一是呼吁一切临床大夫重视高血压。

二是医家一定要重视血压计。

三是中西医都有必要掌握脉诊在诊断高血压方面的意义。

为什么重视高血压，无须重复了。谨再次提醒一切同行：无论您是什么专科专家，也无论您的地位和声望多么高，都要随时想到高血压。绝大多数患者首先找基层医生就诊，基层同行更要重视高血压。

欲更详细地了解拙见，请参看《医学中西结合录》。当然，很多医学教科书乃至医学科普读物中都有论述。

问：严格说来，高血压是证呢还是病呢？

答：严格说来，高血压是证而不是病，它只是对循环动力学的病理生理判断。

问：中医传统上没有高血压之说，该如何诊治高血压呢？

答：关于高血压的诊断，近作《医学中西结合录》中有如下说：

为什么要重视血压计呢？

因为这一构造简单、操作方便、极其经济的工具是诊断高血压的唯一可靠手段。X 光、心电图、脑电图、超声波、CT、磁共振、纤维内窥镜、放射示踪、血液生化和其他一切复杂检查、化验，即一切高新尖因而昂贵的辅助诊断手段，都无助于高血压诊断。足以确诊或完全排除高血压的仪器，只有血压计。

许多病人自己备有血压计，他们和亲属会测血压。如果不少医生忽略这一手段，甚至不会测血压，就是当代医学界的耻辱。

问：中医的望闻问切对诊断高血压完全没有意义吗？

答：当然很有意义。特别是脉诊，如果掌握得好，就是仅次于血压计的手段。近作《医学中西结合录》中有如下说：

为什么要掌握脉诊对高血压的诊断意义呢？因为：

①诊脉最简便易行，医生不应该忽视这一举手之劳的诊法。

②脉诊确实对诊断高血压有重要意义。

③脉诊是中医四诊之一，中医更应该深研脉诊对高血压的诊断意义。

问：具体说来如何通过脉诊诊断高血压呢？

答：请参看本书的"脉诊真诠"和旧作《总西医结合二十讲》第七讲所附"中西医结合高血压脉诊心得"。

问：如何自中医看高血压病呢？

答：请先通过下述验案中体会。欲详细了解拙见，请参看近著《医学中西结合录》中的"高血压病"。

问：如此说来，面对高血压病，只掌握虚实寒热就不够了，是吗？

答：是的。比如，从虚实角度看，高血压本质上是虚证，却不是单用补益方法就能治愈。于是，对诊治高血压来说，尽管辨清虚实寒热也很重要，只掌握寒热虚实却不够了。换言之，高血压的诊治不完全是寒热虚实问题。

问：何以如此呢？

答：首先，中医没有血压概念，于是更没有高血压概念，必须从西医引进这一概念；其次，诊断高血压的最可靠的手段是血压计，于是，中医也必须引进血压计；再其次，高血压是一种异常的循环动力学状态，于是高血压必然伴有气滞血瘀——又不完全是气滞血瘀；再其次，高血压的病因大多是遗传或情志因素，也不能主要靠辨清寒热虚实解决问题。

问：那么，诊治高血压不是必须中西医结合吗？

答：必然如此。还有相关理论问题，请结合下述验案体会。

案 1　典型重症高血压漏诊

温 GL，男，51 岁，威县西街人，1992 年 5 月 10 日初诊。

自述因为生气，后头部攻痛月余。还有颈后大筋攻胀，视物不清。体型略瘦，神躁。脉象弦急而硬，舌象大体正常。血压 260/140mmHg。

这是一例典型的重症高血压，肯定不会是患病不久，但患者说没有高血压病史。最近他多次在城内找比较有名的医生诊治，居然没有发现高血压，真是不可思议！患者不但有典型临床表现，而且有典型的脉象。略知高血压的典型脉象，这样的病人是绝不会漏诊的。但是，我还是没有想到血压这么高。幸好，患者没有出现高血压危象——多数患者不到这么高就出现危象了。

西医辨病：三期高血压。

中医辨证：肝阳上亢。

治疗：单纯看血压这么高，应该按高血压危象或高血压脑病抢救了。但患者尚无危象出现，而且从未用过降压药，先使用常用降压药即可。我的习惯是先用复方降压片 1 片日 3 次，心痛定片 10mg 日 3 次，其他辅助药物如 PAS、脉通丸、五福心脑康等任选一种即可。

患者不愿意服中药，故没有开中药。

5 月 18 日再诊：自觉症状缓解大半。但脉象、血压没有变化。于是加用中药煎剂如下：

川芎 15g、怀牛膝 15g、白芍 20g、钩藤 20g、菊花 15g、红花 15g、桃仁 12g、龙胆草 10g、茯苓 15g、葛根 15g、汉防己 12g、车前子 12g、木香 5g。常规水煎日一剂。

中药方义从辨证来，不必详说。只说几味药。

川芎是我对每一位高血压患者都用的。古今名医，比如李时珍、张锡纯等对此药有所顾忌。但我相信它应该是治疗高血压的首选中药。理由见"中药心得"。

牛膝也是几乎每一位患者必用的，这是继承了张锡纯先生的经验。

按传统理论，葛根升阳，不宜使用。为什么还要用呢？其实，升阳不等于升血压。仲景用它治疗项背强几几——接近颈强。现代研究证实，此药可以改善脑血供应并有温和的降压作用（见于《中药学》教材）。所以我也常用于有颈强的高血压。又，此药很平和，性微凉，用于这个病人尤无不妥。

服上方三剂之后，患者大睡三小时。醒来之后，自觉症状消失。脉象弦硬大减，血压 210/120mmHg。舌尖红，苔黄。上方加黄连 5g 再服三剂。

5月22日三诊：血压 190/110mmHg，脉象大好，无何不适。于是停用中药，嘱咐患者一定要坚持服西药。患者再没有就诊，不知结果如何。

附1：12年后患者的儿子就诊

温 QY，男，40岁，威县西街人，2006年10月21日初诊。

近二三年反复发作头脑不清爽、精力不好，近一个月来加重。曾经诊为神经衰弱，多次服用安神宝、健脑安神等无明显效果。体型中等，神情倦怠。饮食、睡眠、二便均好。脉象沉滑有力，舌象正常。血压 160/96mmHg。此前从来没有发现高血压。问他父母有无高血压患者。他说自己是 GL 的儿子，是母亲命他前来就诊的。原来，病情缓解后，GL 没有遵嘱坚持治疗。不但如此，他还是一个工作狂，经常每天工作 18~20 小时。结果，1993年因严重脑血管破裂抢救数小时无效死亡。GL 是个白铁匠，小有积蓄。可惜，他患高血压以至死亡都是心疲力竭挣钱的结果。QY 的母亲很后悔，深恐儿子像父亲一样，命他前来就诊。

处理如下：

川芎 10g、怀牛膝 15g、当归 6g、白芍 15g、菊花 20g、钩藤 20g、茯苓 10g、五味子 10g、陈皮 10g、桂枝 15g、三仙各 10g、甘草 4g。常规水煎日一剂。

复方利血平 1 片日 3 次

心痛定片 10mg 日 3 次

脉通丸 1 粒日 3 次

按：QY 的病情相当轻，但显然不是最近才有血压高。他的不适也完全应该用高血压解释。他没有接父亲的班，却忙于做生意，自称压力大因而紧张。这样的年龄出现高血压，就是意料之中的事。

10 月 29 日再诊：自觉大好，一般情况好。脉舌象大体正常。血压 142/90mmHg。仍守上方。嘱 3 日后即可停用中药煎剂，但西药要坚持服用。特别是紧张、劳累或心情不好时更要按医嘱服用。今后，凡有明显不适，首先注意是否血压升高。

2007 年 4 月 6 日再诊：两天前，患者经营的造纸材料厂失火，损失过半。因而自觉头痛、头晕、精力不支就诊。自称上年就诊后，坚持服西药各日一次，一直自觉很好。失火时他刚从外地赶回，面对大火，自我安慰，还是难免焦虑和紧张。察其神情憔悴，血压 136/86mmHg。脉象弦滑，舌可。嘱继续服用原方西药。中药煎剂加柴胡。另加逍遥丸 6g 日 3 次，天王补心丸 9g 日 3 次。

案 2　心脾两虚型高血压漏诊

不要以为只有基层医生会漏诊高血压，有的病人跑了好几个省、市、地甚至首都的大医院，还是漏诊了。而患者的病就是高血压——没有别的病。这样的经验有多次，下面介绍比较典型的一例。

本宗孙媳，34 岁，2005 年 12 月 23 日初诊。

患者在石家庄做服装生意。她不是大老板，每天出摊儿，虽酷暑严寒，出摊儿 12 小时以上，中间不休息。雇用了两个人，还是自己经营为主。收摊之后，还要做饭、洗涮等。加之生意上的竞争，必然思虑、紧张。这样长期心疲力竭，自中医看，很容易导致心脾两虚（心疲力竭就是此意）。从西医看，容易发生中枢神经调节紊乱。最常见的是，各种神经官能症和高血压。

她一直在外做生意，没有找我看过病。这次病了一个多月，花费三四千元，越治越重。打电话到老家，想回去看，才知道我刚回到石市小住。

介绍上述情况的意思是：医生一定要了解患者的生活、工作、经历、目前心理状态等情况。内伤病尤其如此。

扫描一般情况：营养、发育、神志、气色、动作等无大异常，只是眼周发暗，提示睡眠、休息不足。

问诊很不顺利。按说是自家人，叙述病史不应该紧张。她很精明而且就诊前有准备，更应该说得有条理。但是，说了几分钟，不得要领。经过仔细询问，病史要点如下：

①母亲是高血压患者。

②本人上年2月发现高血压，一般每天服用一次复方利血平和心痛定各一片。但此次病重后，反而停了。

③中秋节前后曾经因为高血压输液一周。早在那之前，就有头痛、失眠、乏力和食欲不佳。

④11月20日首次病重。主要是突然发冷、心慌、头痛加重、极其乏力、颇感不支。冷感从足部往上发展，直到心里。摊位邻近河北公认最大、最好的医院，立即去看专家。专家说：天冷了，怕冷不是病。做了心电图等检查，没有异常，却开了价值七、八百元的"新药"，说是治心脏的。因为新药很贵，患者认为肯定比利血平等好，就停用了老药。三天后，再次病重。到附近诊所看，发现血压170/120mmHg。诊所的医生说输液能治高血压。连续输了18天，精神越来越差，终日不愿意起床，连饭也懒得吃，而且仍然有时发冷。心慌，头痛、乏力、睡眠不好等则一直无改善。患者一向食欲很好，发病前约1月，食欲锐减，但一直可以强食。六脉浮取不见，中取滑弱略数，重取似无。舌前半略暗红，苔薄黄略粗。血压150/110mmHg。

看来并不复杂。

西医诊断：第二期高血压；可疑曾经出现轻度高血压危象。

中医诊断：心脾两虚兼肾阳虚。

处理如下：

①告知病因和注意事项。同时强调，高血压不会一劳永逸，但不要害怕。

②停用现服药物，重新用复方利血平片1片和心痛定10mg日3次。

③人参归脾丸9g日3次。

④煎剂如下方：党参10g、黄芪15g、茯苓15g、白术5g、苍术5g、五味子10g、川芎10g、怀牛膝15g、当归10g、桂枝20g、附子10g、远志10g、生枣仁15g、陈皮10g、厚朴5g、甘草5g、生姜15g。常规水煎日一剂。

服用上方3日即感大好，因为劳累略有反复。继续服用10天诸症悉退。

再说一下前医的诊治。

①专家竟然那样说，不可思议。西医专家漏诊高血压，是耻辱。这样的专家太多了。

②诊所的大夫靠输液治高血压，完全为了赚钱。输液不是不能控制高血压，但除非是危象或脑病，不是输液的适应证。高血压常常终生不愈，显然不能天天输液。他显然也不知道如何输液处理危象和脑病。

③突然加重时，应该是较轻的高血压危象。

④停用口服降压西药，完全错误。患者不懂，医生难道也不懂！

⑤他们都不知道中医如何看此病。

⑥患者说不清病史，是因为医生一直在误导。

洪钧按：凡心脾两虚型高血压，单用西药效果不好。血压下降了，病人可能更难受，故最好同时使用中药。

案3　精神紧张低血压变高血压

患者是夫妇俩，丈夫郑某，妻子王某。他们同年36岁，都是小学教员，都曾经多次因其他疾病就诊。夫妇都性情温和，一向血压偏低。发生高血压起因是想违规超生——已有一子10岁，想再生一女。怀孕后，妻子请病假，丈夫托人人找关系。没想到怀孕6个月胎死腹中，先后住县、市医院近两个月。女方并非典型的妊娠中毒，但引产后血压渐渐升高持续4个月不愈。妻子住院，丈夫要奔波，于是全家长期乱了套。结果丈夫的血压也开始高。

2006年6月5日第8次就诊：夫妇俩均已大好。自觉已无何痛苦。俩人的血压都是100/70mmHg，看来已经偏低了。但是，到上次就诊为止，他俩的血压还是偏高。因为即将结束治疗，谈话较多。

丈夫说：虽然托的人拍胸脯、打保票，我还是放心不下。一听说计划生育心里就打咕咚。住了院她的生命有危险，我一个人照顾她还要四处打点。搞得经济也紧张。折腾了将近俩月，于是失眠、心慌、头痛，血压高了。

妻子说：觉得很后悔，差点儿要了命。弄不好还很可能受严重处分。现在总算没大问题了。她的血压不很高，但长期心慌、全身憋胀、虚肿、游走痛。

他俩的治则大体相同，都是中西医结合治疗。西药口服复方利血平片1片、心痛定片10mg，日2~3次。中药大体如下：

川芎10g、怀牛膝15g、党参10g、黄芪15g、五味子10g、山萸肉10g、茯苓 10g、钩藤 20g、菊花 10g、白芍 15g、丹皮 8g、陈皮 10g、三仙各 10g、甘草 5g、桂枝 15g。常规水煎日一剂。

人参归脾丸、天王补心丸各 9g 日 2～3 次。

案 4　心气虚型高血压

阎 SY，男，52 岁，威县徐固寨村人，2007 年 11 月 2 日初诊。

患者一向体健，加之尚有一子未完婚，虽年过半百，仍在建筑队做架子工。3 天前在高空中自觉头晕、头痛、心慌。下班后在村医处测血压约 170/100mmHg。村医给降压西药 10 日量。昨天患者自觉心慌不支，村医复查又谓其有心脏病且甚重，让他速去县医院检查。由于患者的亲友多人病重就诊于我疗效尚好，他没有去县医院检查而求治于我。目前仍以头晕、心慌为主。因深恐不治，昨夜一宿未睡。其人体瘦、形困。脉弦数且绝对不齐，舌可。血压 180/100mmHg。

处理如下：

党参 15g、黄芪 20g、五味子 10g、当归 10g、白芍 15g、远志 10g、生枣仁 15g、川芎 12g、怀牛膝 15g、桂枝 20g、陈皮 20g、茯苓 15g、三仙各 10g、生甘草 5g。常规水煎日一剂。

人参归脾丸 9g 日 2 次

天王补心丸 9g 日 2 次

前医给的降压药继续服用。

11 月 7 日再诊：自觉大好，脉舌象大致正常。血压 140/70mmHg。

洪钧按： 患者突然病重与过于劳累和紧张有关。他近来每天上班连赶路需要 12 小时以上。脚手架高 20 米但防护不很好。不过，村医说他的心脏病很严重，也使病情加重。村医的担心不无道理，但患者听说后很紧张。他的心律是典型的房颤，少见于冠心病和高心病——患者的病就是高心病并冠心病。我没有让患者去做心电图等检查。没有使用强心西药，一诊即大好。此案也可以用炙甘草汤。我看如上处理更好。

案 5　新近发现的高血压

陈 XK，男，48 岁，威县王王目村人，1997 年 5 月 6 日初诊。

发现高血压 10 天，此前偶有头痛，不知道血压高。正在服用两种降压西药和脉通丸，效不佳，仍感头痛、头晕、头懵。饮食、二便可，睡眠不佳。体型中等，神可，脉弦滑有力，舌胖嫩，苔不厚，血压 226/126mmHg。

按：凡长期头痛者，特别是年过四十，一定要想到高血压。患者已经服药 10 天，血压还这么高，肯定不是初起。很可能血压高已有数年。嘱其停用前医给的药物，服用下方：

川芎 10g、怀牛膝 15g、黄芩 12g、菊花 12g、红花 5g、茯苓 10g、黄芪 25g、麦冬 12g、五味子 15g、白芍 12g、当归 10g、乌药 5g。常规水煎日一剂。

复方降压片 1 片日 3 次

心痛定片 10mg 日 3 次

5 月 10 日再诊：头痛、头懵减轻，仅略有麻木感，右脉仍有力，左脉弱，舌象无变化。一般情况同前，血压 175/110mmHg。

守原方 4 日后，诸症悉退，嘱其坚持服用降压西药。

案 6　产后头痛 20 多年

田 GZ，女，44 岁，威县赵霍寨村人，2007 年 12 月 17 日初诊。

经常头痛 20 余年，近日加重。冬天好犯，特别是不能外出受风。疼痛在两太阳穴，呈憋胀样。起初因第一胎产后数日家中猫狗打架受惊。曾经多方检查——包括头颅 CT，未见明显异常。常服各种止痛西药——成瓶、成盒地买，三天两头儿服用，故胃不是很好。发现高血压 3 年，有降压西药，但不是经常服。饮食、睡眠、二便、月经可。体型中等，精神可。脉沉弱，舌略淡润。血压 170/100mmHg。患者说，从未这么高，收缩压达到 160mmHg 时，即头痛难忍。

处理如下：

川芎 15g、怀牛膝 20g、香附 8g、红花 5g、当归 10g、葛根 15g、钩藤 15g、黄芪 20g、五味子 10g、附子 10g、桂枝 20g、陈皮 15g、茯苓 10g、半夏 8g、三仙各 10g、甘草 5g、生姜 30g。常规水煎日一副。

香砂养胃丸 6g 日 2 次

西药按前医医嘱足量服，下次带来看看是什么药。

12 月 22 日再诊：服上方 2 日，头痛减轻过半。再未服止痛西药。近 3 日偶有小疼。脉舌象略如前。血压 150/100mmHg。带来的西药是：卡托普利、地巴唑和止痛药。嘱停用地巴唑，尽量不服止痛西药。卡托普利片 25mg 日 3 次。另加复方利血平片 1 片日 3 次。中药仍如上方。

按：从病史来看，患者的头痛和高血压还是密切相关。至今还是血压高则头痛重，故她起病时就很可能有产后高血压，而不仅仅是受惊吓。只是她的高血压一向不是很高，夏天很可能基本正常（很多轻症患者如此），故头痛20多年一直是冬天重。注意，中年妇女长期头痛，要首先排除高血压。

该患者的头痛只服降压西药可能效果不好，但还是应该首先把血压控制好。不知道为什么前医没有认真嘱咐。

自中医看，患者为血虚、气郁、寒凝头痛，故处理如上。可以再加上细辛、藁本、羌活等。

案7 血压突然升高

本村村民赵YW之妻，65岁，2007年12月19日初诊。

上午10时左右她的丈夫陪同她就诊。主诉不是血压高，也不是常见的高血压伴随症状如头痛、头晕等。主要痛苦是近三天凌晨1时左右心慌出汗——似乎太饿了。三年前，患者有过高血压，但三年没有就诊，我已经忘记了。她一年多没有服用降压西药。总之，她的高血压是切脉断定的——略见弦滑有力。不过，当时不知道血压到底多么高，因为内人带着血压计出诊了，让她下午来测。下午4点测血压居然很高：200/96mmHg。她是一个个子较小、也比较瘦弱的人。这么高的血压，算是很高了。其余无大不适，舌象可。处理如下：

川芎12g、怀牛膝20g、香附8g、钩藤20g、白芍20g、黄芪20g、红花5g、龙骨粉15g、牡蛎20g、沙参8、麦冬8、枸杞子10g、桂枝20g、陈皮20g、生甘草5g。常规水煎日一副。

心痛定片10mg日3次

复方降压片1片日3。

嘱咐她近日每天测血压一次。

12月20日再诊：昨夜无心慌出汗。脉象大体正常。血压160/86mmHg。守上方。

12月21日三诊：再未心慌出汗。血压130/80mmHg。嘱服中药上方三剂即可停。西药可减少用量为日2次。

洪钧按：子时一阳生。该患者的出汗在子时末。据此，患者有虚阳上亢。

又，一般说来，男人比女子抗寒。但有些老年妇女，比男人还怕热而不怕冷。该患者就说她近来穿得很薄，却常觉得热，夜间也不喜欢睡热炕。与更年期妇女轰热相联系，此种现象宜于用阴阳学说解释：雌激素是抑制阳亢的重要物质基础。

案8　高血压伴月经过多

张 SH，38 岁，威县白伏村人，2007 年 10 月 1 日初诊。

月经持续 10 日滴沥不止，又少腹痛、腰痛。饮食、睡眠可。无头痛。体消瘦，面色苍。脉象弦滑。舌象大致正常。血压 170/100mmHg。处理如下：

当归 10g、白芍 15g、川芎 10g、怀牛膝 20g、香附 10g、益母草 15g、桂枝 20g、党参 12g、黄芪 20g、陈皮 15g、茯苓 10g、三仙各 10g、生甘草 5g。常规水煎日一副。

金匮肾气丸、补中益气丸各 9g 克日 2 次

10 月 7 日再诊：病减，服上方 2 日出血停止。仍感腰痛、少腹痛。脉弦滑而见不足。血压 120/80mmHg。

2008 年 2 月 24 日三诊：旧病复发。近一个月三次阴道出血。最后一次至今 9 天。又少腹痛、腰痛。仍守上方。

按：月经紊乱的最常见原因是情志过度和过劳，故一般治以疏肝解郁和补益法。此案也可以使用逍遥散与人参归脾合剂。成药也可如此。患者的高血压下降后脉有虚象，故须知高血压本质上是虚证。

心脏病治验

问：这里所谓心脏是中医之心呢，还是西医之心呢？

答：是作为血液循环中心和动力来源的心，而不是主神明和思虑的心，故是西医之心脏。

问：那么，以下所讲只能中西医结合了吗？

答：自然如此。不过，本书不在基本理论方面过多探讨。比如，不再说明中医之心在传统理论上也和血液循环密切相关。其余有关拙见，并请参看旧作《医学中西结合录》中的心脏病一节。

问：心脏病的辨证论治也要念念不忘辨四证吗？

答：如果完全不参考西医，就是如此。比如，心脏病本质上是虚证——无不有正夺，故下面所举病案的中医治疗十九以补益气血为主。不过，还是结合西医的理法方药对心脏病的诊治更准确、全面，治疗上也效果更好。

问：请举案说明如何诊治心脏病好吗？

答：请参看以下验案。

案1　风心病心衰

苗HJ，男，65岁，南宫市人，1997年初冬初诊。

患者的女婿是威县某医院的副院长，患者和威县的名中西医也很熟。已经有心慌气短、下肢水肿，严重时不能平卧症状2年，经多人诊治从不见效。我到该医院帮忙不久，请我去看。

原来，年轻时我也认识患者，印象中是一个精干的人。那时他和县医院的名中西医都很熟，没有找我这个青年大夫看过病。

眼下他形容憔悴，面目黧黑，口唇青紫，精神淡漠，语声低微，半躺半卧，不能下床。近2年一直食少，乏力，睡眠不好，小便不利，大便或干或稀，总是不正常。脉多结代，舌暗苔白而厚。察其下肢，水肿近膝。心界扩大，听诊可闻三级收缩期和舒张期吹风样并隆隆样杂音。肝脏肋下3指，质硬，腹水不能排除。血压110/80mmHg。

按：重症心衰，必见肝大，可有腹水，也可有胸水，说明从略。

据此，已经基本上可以诊断二尖瓣狭窄并关闭不全导致的心力衰竭了。

曾经做过CT、胸片、多次心电图、多次超声、多次血流变、多次肝功。按说CT和胸片可以提示左心肥厚。已经有心房纤颤，心电图更足以提示风心病。但是，从没有人怀疑心脏瓣膜病，而一直按肝病或冠心病治疗，自然越治越重。

他的瓣膜病是否是风湿性的呢？

于是仔细询问病史。患者还记得20岁之前，曾经较长时间发烧并有游走性关节肿胀。后来发烧和关节肿胀都好了，但是，做重体力劳动时每感心慌气短。

看来可以肯定是风心病所致。

于是不再做任何检查，立即停用此前的药物，开始中西医结合治疗心衰。

西医治疗就是地高辛0.25mg、双氢克尿塞50mg，口服日3次，3日后改为日1次。

同时使用成药和煎剂。

成药是：金匮肾气丸、补中益气丸各9g日3次。

煎剂是：党参15g、黄芪15g、五味子15g、麦冬10g、附子8g、桂枝15g、茯苓15g、川芎10g、当归10g、三仙各10g、陈皮10g、甘草5g、川朴5g。常规水煎日一剂。

这个病人单用西药也应该迅速好转。考虑到长期心衰，必然多器官受损，患者体质很差。为了长期巩固疗效，有必要同时尽快纠正全身情况。上述中医治疗就是温肾利水的同时健脾、生脉、补益气血、调理脾胃。即心、肺、肾、脾、胃同时调理。

当晚患者即可平卧，一周后水肿消退，食欲、睡眠、体力、精神迅速好转。一个多月之后，大体恢复到2年之前的身体状况。

不久，我出国工作，2000年5月回乡。

这2年中，患者的心衰没有复发，说明上次疗效满意。

2000 年初冬，患者旧病复发，在南宫治疗无效，又来就诊。

治疗如上，又迅速好转。

但患者家庭多事，心情不佳，未能坚持用药。故多次复发。此后不再就诊，犯病时子女直接来取药即效。

2003 年冬天，由于耽搁日久，病情加重。不但双下肢严重肿胀，阴囊也肿大发明。腹部肿胀过脐，应该也有腹水，因腹壁肿胀，不能确知。

这次治疗见效很慢，至 2004 年初春，双下肢仍然严重水肿。患者继续上述治疗月余，家属没有再来取药。我以为已经故去。

2004 年 10 月，子女又来取药，说过去多半年患者情况很好。因为天冷了，为防复发，想服一段中药。

这有些出乎我的意料之外，看来坚持中西医结合治疗会取得更满意的疗效。

案 2　高心病急性左心衰竭

患者是我的同村同乡，却是仓促中救治的。

1991 年春末一天，一位故乡的邻居患脑意外住在县医院。抢救期间院方多次告病危。大约住院一周之后，院方宣布束手。其子专程到省城请我回乡看看是否还有希望。患者还住在医院里，于是，和比较熟悉的同行交换过看法之后，即回故居。当时已过半夜，刚上床休息，忽听有人慌张叫门。

原来是另一位村民病危。

仓促赶到时，见患者面色和全身苍白，口唇淡紫，大汗淋漓，端坐呼吸，严重气短并不断吐出血样泡沫痰。他只能勉强说三个字——"不行了"。

显然这是典型的急性左心衰竭。于是立即让人去外村拉氧气，同时一面救治，一面检查、问病史。

在我的印象中，患者的身体不错。为什么突然急性心衰呢？

望诊之外，脉诊最方便。患者的脉象洪大弦急，硬而有力。立即测血压为 240/120mmHg。这时患者还吊着输液瓶子。其中输的是盐水、氨苄青霉素、地塞米松和副肾素。真是南辕北辙！于是立即换上 10% 葡萄糖加西地兰 0.4mg 和速尿 40mg 入壶。注意！保持输液通道是为了便于用药，故输液速度要慢，可控制在每分钟 20 滴。

略加询问，才知道患者原来只有比较轻的呼吸困难。输液三天，逐日加重，以至于如此危急。看来前医以为患者是支气管哮喘。他没有想到量血压，大概也没有诊脉的基本知识，以至如此误诊误治。

恰好侄子和患者是近邻，他那里有部分中药，立即口述让他取药如下：

附子30g、白芍20g、干姜20g、茯苓30g、白术15g、甘草10g、五味子20g、桂枝30g。

这是大剂的真武汤加五味子和桂枝。

患者家里备有炒花生用的带鼓风机的火炉。于是急煎20分钟，频服。

如此中西医结合处理半小时后，病情仍无缓解。

于是再煎一剂，频服。

如此处理约2小时，病情缓解。喘停汗止，不再吐血样泡沫痰，可以半卧。血压降至160/100mmHg。天色将近黎明，我才去休息。

当夜病情危急，家属和邻居均以为不救。来不及准备敛服，竟致借来邻家一位老者准备好的寿衣。

所幸迅速好转，患者又存活6年，过世时大约72岁。

案3　典型心肌炎

张CX，女，35岁，2006年6月21日就诊。

患者是我的邻居，这是她第3次就诊，却是首次按我的意思治疗。使我遗憾的是，她的病没有及时发现并处理，发现后的治疗也不够周到。为此，简单交代一下前因后果。

她是一个很瘦小屠弱的人，身高大约140cm，发病时体重不超过40kg。本来家庭环境不很好，二年前又惨遭大祸——7岁的独子遇害。曾经因此精神恍惚数月，后渐渐好转。半年前生一女，产前见她身体情况还不错。起病因为5月初感冒。5月15日第1次找我看时，已经明显下肢水肿、心慌气短、严重缺氧，脉沉细而数，心界扩大，听诊心音不清。当即开中药3付并让她立即去县医院检查。

开的方子是：

党参10g、黄芪15g、五味子10g、山萸肉15g、桂枝15g、附子10g、当归10g、白芍15g、干姜5g、茯苓15g、陈皮10g、熟地15g、生姜20g、甘草5g。常规水煎即服。

金匮肾气丸9g日3次

补中益气丸9g日3次

不料，恰好当天她的姐姐村里有庙会。她没有去医院，也没有立即服中药，却去赶会了。结果，在姐姐家突然严重呼吸困难，眼看不支，急诊住了县医院。次日拿回的胸片呈典型心包积液——靴状心。这时我嘱咐她的丈夫：患者住院期间照样服中药，出院后要立即找我看。

然而，住院期间她没有继续服中药，出院后也没有找我，我不便主动去看。结果，6月初找我看时，又表现为严重心衰，而且严重消瘦，接近恶病质。患者又先后在县、市医院住了12天。这次出院后才坚持服上方。

6月25日就诊：今天是第二次出院后一周，服上方第5天。患者面色红润，精神可，虽然消瘦，但有生机。自称食量增多，体力好转。无特殊不适。脉象略迟。舌象大体正常。

介绍上述情况首先是为了让读者明白，虽然一般都知道感冒可以并发心肌炎，发生的概率毕竟很小。此类患者，必然有体质虚弱或处理不当等原因。该患者的体质和心理状态就是重要因素。

其次，读者应该认识到，这样的病人单纯进行西医治疗，很难纠正严重虚弱，故要争取中西医结合治疗。就这个病人而言，不同时做恰当的中医治疗，预后会很不好。她极可能短时间内多次复发。像她的体质，再复发1次，就极可能致命。

中医治法并无特殊，就是温阳补气。

7月8日就诊：继续好转，主要是食量增加，体力好转，营养状况好转。家属称可以抱一会儿孩子。脉象正常，仍可见薄黄浮苔。嘱咐家属不能让患者照顾孩子，继续服用上方。

7月31日就诊：脉舌象均已正常，体重增加。食量大增，超过发病前。我和患者的家属都相信患者已经从根本上好转，患者也愿意再服一段中药。

2007年5月25日附记：又出现了意想不到的情况——患者服完中药不久即怀孕，却没有及时告诉我。去年12月初，我要去南京等地讲学，而后回石家庄集中时间整理《医学中西结合录》。离乡前的最后一天，患者的丈夫告诉我患者已经怀孕近3月。问我怎么办。我左右为难——引产月份已经太大，很危险。患者的家人显然不愿意终止妊娠，否则早就告诉我了。万般无奈，给她留下上方去桂附10日量。是否引产让他们去县医院就诊决定。

3月5日我回籍，才知道患者没有去医院。于是又让她服上方15日。

4 月底顺利产下一子，自然举家欢喜，当初却未曾顾及很可能出现危险。

案 4　冠心病心绞痛

李 SL，女，50 岁，威县吴王目村人，2001 年 11 月 7 日初诊。

发作性胸痛一年，不服药发作甚勤，服药且不劳动则不发作。发作较重时睡眠不好。已断经多年，其余无大不适。脉象沉细，舌淡嫩。血压 150/106mmHg。

处理如下：

附子 8g、桂枝 15g、薤白 10g、党参 10g、黄芪 10g、陈皮 10g、川芎 10g、当归 8g、五味子 8g、半夏 8g、羌活 8g、独活 8g、茯苓 10g、甘草 5g。常规水煎日一剂。

心痛定 10mg 日 3 次

11 月 11 日再诊：未再犯胸痛，但有时心悸，双手似颤似麻感，右脉接近正常，左脉稍沉弱。血压 150/96mmHg。守上方。

11 月 16 日再诊：诸证悉去，脉舌象接近正常。血压 120/80mmHg。

案 5　高心病心衰

郭 GF 之母，73 岁，威县时庄人，2006 年 4 月 25 日初诊。

两个人架着，患者方可勉强进入诊室。自己坐着也困难。故不能自述病史。家属称，两年前在县医院诊为高心病，每发病即胸满呕吐。于是我主动问：发现高血压多少年？家属答：大约 5、6 年。再问：平时是否有下肢水肿和心慌气短？答：常有水肿，稍劳即心慌气短。但是，上年患者还在勉力劳动。再问：近来怎样治的？答：已经断续输液一个多月，越治越重，几乎完全不能进食半个月。再问：发病时有无头晕目眩，天旋地转感？答：头晕严重，并不断恶心呕吐。再问：输液之前医院的诊断是什么？答：小脑出血。

患者全身苍白水肿。脉象略见洪大。舌大而粘。就诊前测血压不高。

处理如下：

支持输液 3 天

川芎 10g、怀牛膝 15g、五味子 10g、党参 10g、黄芪 20g、陈皮 10g、茯苓 10g、半夏 10g、桂枝 20g、当归 10g、白芍 15g、川朴 6g、枳实 6g、三仙各 10g、甘草 5g、葛根 15g、生姜 20g。常规水煎日一剂。

4 月 29 日家属来诉：称病情大好，可以进流食，精神改善。患者拒绝继续输液，坚决要求服用中药。

5月11日就诊：全身虚肿完全消退。仍感心悸，食后略感饱胀。仍守上方。

洪钧按：患者的一个孙媳是我的邻居家的姑娘。初诊之后，都是她来取药并补充病情。原来，患者有11个子女。3年前才为最小的儿子娶妻。终生劳苦，可想而知。高心病心衰之后，患者还坚持下地劳动近一年。终于又出现了小脑出血。注意！她的椎动脉系出血相当典型。一般突然发病，患者严重头晕，自觉天旋地转如翻江倒海，故恶心呕吐。此证不见肢体瘫痪——即肌力尚可，但共济运动失调。大多有严重吞咽困难——呛。一般20日左右好转。西医治疗此病，与其他脑意外没有区别。但可断言，即便按常规治疗无误，也疗效不好。因为患者已经是多器官衰竭，输液不能解决这么多问题。加之患者有心衰，不可能大量输液。又，输液不经济，更不方便，她每天输液12小时左右，多次跑针。患者和家属早已难以忍受。又输液中大量使用活血化瘀药，给盐多，给糖少，给钾更少。这也是为什么越治越重。

2006年9月20日：患者的孙媳为自己的孩子来看病，称患者早已挂杖游走且食欲很好。

案6 高血压并心动过缓

石CJ，男，45岁，威县徐古寨村人，2000年10月6日初诊。

发现心动过缓数月，曾用心宝、莨菪无显效。平时偶有心悸和一过性出汗。体瘦、神可，舌淡苔白。心电图示最低心率41次/分，听诊约60次/分。血压150/100mmHg。

处理如下：

川芎10g、怀牛膝15g、党参10g、黄芪15g、当归10g、白芍15g、熟地15g、生地15g、五味子10g、羌活5g、独活5g、桂枝15g、陈皮10g、茯苓10g、半夏8g、三仙各10、g生甘草5g。常规水煎日一剂。

心痛定片10mg日3次

脉通丸1粒日3次

10月11日再诊：服药后无不适，脉仍略迟，但有神且整齐。血压130/70mmHg。

10月16日三诊：双足心有红丘疹，发痒。停煎剂。予人参归脾丸9g日3次、香砂养胃丸6g日3次。各10日量，嘱服完后可以自购断续服。

2004年7月5日：患者陪同妻子就诊：称服上方后一直未犯。脉略缓，舌淡。嘱仍断续服上述成药。

案7 窦房结综合征

石 RH，女，42 岁，威县五马坊村人，2000 年 6 月 20 日初诊。

2 年前，诊为窦房结综合征。心电监测有心房纤颤和窦性停搏。最长停搏间期 2.7 秒。目前以乏力、食后饱胀和下肢水肿为主。仍可作重体力劳动。睡眠、二便可。末次月经 80 多天前，量不多，经期 7 天。一般情况可，脉迟而绝对不齐。舌苔略厚。血压 140/94mmHg。正在服西药。药名不详。

处理如下：

党参 10g、麦冬 6g、五味子 8g、附子 6g、桂枝 15g、麻黄 3g、细辛 2g、川芎 6g、当归 8g、陈皮 10g、茯苓 10g、半夏 8g、生甘草 5g。常规水煎日一剂。

金匮肾气丸 9g 日 2 次

人参健脾丸 6g 日 2 次

6 月 26 日再诊：下肢水肿消退，仍诉食后饱胀。脉象仍见沉迟而弱。守前方。

洪钧按：这样的患者，心血管专家可能建议她安装起搏器。然而，患者还在做重体力劳动。她不大会同意安装起搏器的。现在看来，煎剂中加用地黄 30～50g、人参 20g 左右应该更好。附子最好不用。

案8 中药纠正严重心衰

刘 WQ，女，62 岁，威县邵固附近人，2002 年 8 月 5 日初诊。

患者住在某医院里，已经西医强心、利尿、给氧治疗数日无效。患者严重颈静脉怒张。腰以下严重水肿且腹水明显。近 24 小时尿量 300ml。严重消瘦，面色青紫，口唇发黑。不能平卧数月。脉象弦滑，血压 115/80mmHg。

处理如下：

人参 15g、党参 15g、黄芪 15g、五味子 10g、山萸肉 10g、熟地 25g、生山药 15g、附子 10g、桂枝 15g、白术 8g、茯苓 15g、泽泻 10g、白芍 15g、丹皮 8g、麻黄 4g、生甘草 5g、生姜 30g。常规水煎日一剂。

8 月 6 日：家属来诉，服上方后约 2 小时见尿。此后约 2 小时尿 1 次。过去近 20 个小时中，总尿量在 2500ml 左右。目前大腿以上水肿明显消退。患者可以进食、谈话、平卧。原方加陈皮 10g，附子加量至 12g。

8月8日：我去看。患者很高兴。颈静脉怒张消失。下肢水肿退去大半。守上方。

此后，病情仍有反复，但从未出现初诊时的情况。

案9　高龄心肌梗死治验

本村村民赵LZ，男，76岁，2007年3月18日初诊.

患者一向身体健壮，近年还可以像年轻人一样从事重体力劳动。约20天前，因为勉力平整土地和一时气恼，突然发病。据说当时血压230/130mmHg，晕厥并四肢青紫。于是拨120急诊住县医院。县医院诊为心肌梗死，监护一周。其间患者从未睁眼说话，也不能进食水。由于监护室不断死人，家属坚决要求改住普通病房。住入普通病房，患者立即睁眼说话且可以进食水。约10天前主动出院。出院后继续按心肌梗死输液、给氧等，但无明显好转。听说我回籍，请出诊。

当时的主要症状是：咳嗽、气短、不能平卧过久，进食很少，大便已10日不通。患者呈严重消耗状态，精神恍惚，不能平卧。心界向左侧扩大，听诊可闻及明显心音分裂和收缩期吹风样杂音。双肺呼吸音大体正常。脉滑数无根，频见结代。舌苔白厚。血压110/70mmHg。

处理如下：

人参20g、附子12g、党参10g、黄芪15g、五味子10g、山萸肉15g、当归10g、白芍15g、川芎10g、熟地15g、茯苓10g、香附8g、柴胡6g、陈皮15g、川朴6g、三仙各10g、生甘草4g。常规水煎日一剂。

逍遥丸6g日3次

补中益气丸9g日3次

3月21日再诊：咳嗽、气短好转，仍不能平卧过久。血压120/80mmHg。中药煎剂如前。成药改为人参归脾丸、金匮肾气丸各9g日3次。另加西药地戈辛片0.125mg日2次。

3月26日三诊：自觉大好，大便已通。食量增加，不再咳嗽。脉象弦滑有力，舌象正常。血压150/90mmHg。中药煎剂和成药如前。加服西药如下：

地戈辛片0.125mg、双氢克尿塞片25mg、心痛定片10mg日1次

4月6日四诊：自觉大好，已经下床散步。心尖区杂音明显，但无心音分裂。脉象弦滑有力。血压170/110mmHg。中药仍守前方，西药改服下方：

复方利血平 1 片日 2 次

心痛定片 10mg 日 2 次

PAS2 片日 2 次

洪钧按：患者出院时没有带回任何诊断报告或诊治记录。由最后治疗结果来看，最初可能不是心肌梗死，而是高血压危象，很可能同时伴有癔症。如果是心肌梗死，血压又达到 170/110mmHg，脉象洪滑有力，患者自觉舒适，几乎是不可能的。

若问：假如不是心肌梗死，如何解释 3 月 18 日的情况呢？

我看很可能是由于大量使用脱水剂、利尿剂和血管扩张药的结果。患者进食很少达 20 天，也是重要原因。

案 10 少年心动过速

李 ZX，男，12 岁，威县王王母村人，2007 年 7 月 4 日初诊。

当天上午努力劳动时突然心慌难忍，随即休息。就诊时为中午 12 时，即持续 4 个小时不缓解。自称心跳每分钟 240 次——自己数每秒钟 4 次。面色苍白、多汗。脉弱至数不清。听诊心率 200 次左右，齐。只听到第二心音，心音不弱，不呈钟摆律。肺部听诊无异常。无类似发作。一周前曾患感冒，先扎针、吃药 3 日不好，输液 3 日好转。但输液后多饥饿难忍。患儿颇勤劳，经常和大人一样积极劳动。无其他重病史。发育营养好。处理如下：

红参 20g、西洋参 15g，回家后立即单煎顿服。

补中益气丸 9g 日 3 次。即服 1 次。

人参归脾丸 9g 日 3 次。即服 1 次。

金匮肾气丸 8g 日 3 次。即服 1 次。

党参 15g、黄芪 20g、五味子 10g、山萸肉 15g、当归 10g、白芍 15g、茯苓 10g、桂枝 20g、熟地 15g、陈皮 10g、三仙各 10g、生甘草 5g。常规水煎日一剂。

另嘱，服完红参和西洋参后立即煎服党参等不效，即去县医院就诊。

7 月 8 日再诊：其母称，4 日服过党参等煎剂之后，病情缓解。没有去县医院。次日患儿一次努力活动之后，欲复发。休息后迅速好转。此次是患儿自己骑自行车就诊——不愿意让母亲骑车带着他。面色仍略见苍白，脉略数，约每分钟 90 次。自觉无不适。停用红参、西洋参。其余守前方。

洪钧按：患儿的心动过速他自己都知道，父母把手放在患儿心前，也感觉很清楚。再做心电图诊断是否心动过速没有意义。他的心动过速显然也是窦性的。问题是患儿为什么出现此种情况，以及如何处理。拙见以为，病因主要是一周前的感冒用药不当——输液后多饥是典型的皮质素副作用。其次是勉力劳动。上方是一派补益而且立即峻补。效果满意。再做心脏辅助检查，也没有什么意义。但是，若非病家很相信我，很难接受上述处理。

案 11　心脾两虚心动过缓

张 QF，女，50 岁，邢台师专教师，2007 年 10 月 29 日初诊。

常常发作心动过缓四五年——最缓时不足每分钟 50 次，百治不效。每稍劳，或心情不快，或变天即容易发作。发作时，除心动过缓、心悸外，还极乏力——不能动、不能说话。平时食少。早起多吐粘沫。二便可。睡眠曾经不佳，近日尚可。正在服用益心酮、ATP。体型瘦小，面色苍白发黄。脉象沉弱，舌淡嫩。血压 100/70mmHg。处理如下：

党参 12g、黄芪 15g、白术 6g、当归 8g、白芍 15g、川芎 10g、五味子 8g、茯苓 10g、陈皮 15g、半夏 8g、怀牛膝 15g、甘草 4g、三仙各 10g。常规水煎日一剂。

人参归脾丸 9g 日 2 次

补中益气丸 9g 日 2 次

2008 年 3 月 16 日再诊：病情大好。自称服上方一周后，又服用上方的成药一周，近 5 个月来，心动过缓再未发作。早已停用西药。愿意再服中药煎剂巩固。一般情况可。脉象略见沉弱。舌仍淡嫩。予前方加肉苁蓉 15g。

这次患者说还有大便不畅——不是大便干，便意也很明显，但排出困难。这也是气虚之故。患者又说，每头痛、焦急时，服复方降压片 1 片有效。这是因为此药不仅可以降压，还有抗焦虑作用。

慢性胃炎治验

问：先生为什么要讲慢性胃炎呢？

答：因为近年来这个诊断太多见了。

问：此病是如何诊断的呢？

答：一般是通过纤维内窥镜（胃镜）做出的。

问：胃镜不是很先进的手段吗？

答：我不认为仪器等辅助诊断手段，对慢性胃炎这类病的诊断有什么重要意义。问题是，目前医生和病人都对胃镜这一"先进"的仪器坚信无疑，于是日益普遍滥用胃镜检查。再加上很多人认为炎症约等于感染，于是，目前对此病的诊治思路基本上是错误的。

问：先生怎样从理论上看此病呢？

答：近作《医学中西结合录》有如下说：

近年来，慢性胃炎的诊断很常见。医家每用庆大霉素、环丙沙星等抗菌药口服治疗，似乎胃炎就是感染所致。此种理解完全是错误的。

今可一言以蔽之：目前的慢性胃炎，十九以上是恶性精神刺激或情志过度所致，故严格说来，多数慢性胃炎的诊断并不准确。患者的食少、饱胀等不过是神经调节紊乱之一。胃黏膜的变化则是纤维内窥镜发明后，容易看到的。

问：近年西医认为幽门螺旋杆菌（HP）是慢性胃炎和消化性溃疡的主要病因之一，研究者因此获得诺贝尔奖，尊见与主流医界的看法完全相背，不是很难让医界接受吗？

答：理性和经验都告诉我，HP 不是消化性溃疡的主要病因。至于慢性胃炎，和 HP 感染的关系就更小。抗感染是西医最擅长的手段。假如 HP 是慢性胃炎的主要病因，抗 HP 感染的药物（先锋霉素、氯霉素、庆大霉素、羟苄青霉素和四环素等）对慢性胃炎就应该速效。那样，众多曾经上市和目前正在流通的"胃药"就几乎都应该被淘汰。下文所举病案的治疗也就毫无根据。显然情况不是这样。慢性胃炎没有因为 HP 的发现迅速减少（而是更多），使用抗 HP 感染的药物大多会加重病情。

问：如此说来，此病基本上是情志病吗？

答：毫无疑义。不过，因为目前太多见，把它独立出来，而不在"情志病"里讲。

问：先生如何诊治此病呢？

答：简单说是中西医结合诊治，请参看以下验案体会拙见。

案 1 生气致慢性胃炎

吴 CF，女，37 岁，威县固献村人，2005 年 9 月 7 日初诊。

患者面色苍白，严重消瘦，两肩耸起，瘦削的脸上，眼睛显得特别大。这是患者给我的第一眼印象。好在精神尚可，面色不是毫无生机，否则就是恶病质了。问其病史，自称近十四个月来只能进流食，而且每餐不能超过一小碗。即便如此，仍然经常感到上腹烧灼感（但不反酸）。若稍微多食，甚至多饮几口水，立即严重饱胀不适。在省市县医院多次做胃镜，曾经诊为糜烂性或浅表性胃炎，还曾诊为胆道结石等，故多方求治。曾经两次住院治疗，服用中西药物不计其数，不但无效，多数反而使病情加重。患者极其焦虑，自以为不治——患了癌症。曾经数月严重精神异常。已经花费二万余元，所服中药最贵每付 30 元，大多无效，甚或加重，故常常服用二三剂就将其余丢掉。曾购买"防癌抗癌药"，一次花费上千元，毫无疗效。

脉象沉细而弦，舌淡多裂，苔长。

处方如下：

陈皮 10g、当归 10g、白芍 10g、茯苓 10g、半夏 8g、苍术 5g、白术 5g、党参 10g、黄芪 12g、川芎 10g、桂枝 20g、香附 6g、厚朴 6g、甘草 5g、三仙各 10g、生姜 20g。常规水煎日一剂。

香砂养胃丸 6g 日 2 次

人参健脾丸 12 克日 2 次

多酶片 3 片日 3 次

讨论：患者是门人带来的，故处方之后当着病人与门人讨论此病。

先问门人患者的诊断。

答：有多次胃镜检查结果，目前仍以食少饱胀为主，应该是"慢性胃炎"。

再问按西医方法当如何治疗。

答：目前市场上治胃的药物种类甚多。患者曾经和正在服用的有：三九胃泰、快胃片、胃友、胃必治、吗丁啉、丽珠得乐、庆大霉素、摩络丹等等。似乎应该有效，不知何以无效。

再问患者为什么患此病。

答：不很清楚。

于是我说：此病十分之九因为"生气"（即严重恶性精神刺激）发病。患者的病不应该从上年才开始。

这时，患者应声说："对啦！五年前，生了一场大气，病就是从那时候开始的！到处看，看不好，以为得了癌症呢！害怕得不得了！"我接着说：总之，此病因情志过度而起，必然会因为新的恶性心理刺激加重。无论中西医治疗，不祛除病因，病情自然不可能根本好转。不唯不能好转，治疗不当，往往加重。现在的情况就有部分是治疗不当的结果。

门人问：生气为什么会发生慢性胃炎呢？

答：按中医理论，情志过度损伤五脏，但机会不是均等的。其中，肝郁、气滞最常见，故常见西医所谓慢性胃炎。按西医理论，凡精神刺激较为严重，首先造成中枢紊乱，大多会影响睡眠，故凡心因性疾病，多半从影响睡眠引起。换言之，生气之后，睡眠基本正常，一般不会发病，发病也很轻。这种情况，或者因为患者的脾气不容易真生气，或者已经得到宣泄。总之，严重心因疾病，首先造成大脑皮层功能紊乱。睡眠是判断有无此种紊乱的主要依据。正常人严重睡眠不足，必有各种严重不适。心因病患者的不适，最初与常人偶尔因故严重睡眠不足没有大区别，只是由于时间较长，后来会表现为某一系统或脏器紊乱为主。其中最常见的就是消化系统，特别是"胃"。此外，在妇女还很常见月经紊乱，乳房憋胀不适等。高血压的主要发病因素之一，也是恶性精神刺激。但须知，任何系统和脏器都可以受损。所以，保证睡眠对此病非常重要，必要时可以使用强镇静药。

门人问：如何祛除病因呢？

答：自然是要进行心理治疗。首先是告知患者此病因"生气"所致，不要担心它会变成癌瘤。要想病好，首先是不再生气，而且不要认为病情后果严重。若有家属陪同就诊，说明病因，一般能够得到他们的配合——患者生活在他们之中而且利害相关。医生说话最管事的是：肯定不是不治之症，也不是严重疾病。这样患者就逐渐获得信心。有时立即表现乐观，病情迅速缓解。"生气"的具体原因人人不同，但都造成严重而长期的愤怒、焦虑、恐惧、紧张、忧愁或绝望等是一样的。医生不能直接介入病人的生活，但要耐心听取病人的倾诉（不愿意倾诉时不要勉强），而后给以同情、安慰和解释。

门人又问：生气不是也可以诱发癌瘤吗？

答：生气确可诱发癌瘤，不过，这个患者目前肯定不怀疑癌瘤。

按：即便是癌瘤，也要保护患者，一般不能仓促直言相告。据我30多年经验，性情旷达，视死如归，听到癌瘤诊断而反应积极者几乎没有一例。

门人又问：除了心理治疗和镇静药之外，如何进行其他药物治疗呢？

答：此病的早期，最常见两型，即肝气郁滞型和肝胃不和型，故应采取疏肝理气和疏肝健胃法。时间稍久，比如一两个月之后，必然兼虚。道理很明显，进食和睡眠长期不好，怎么能不虚呢！目前这个病人，一眼望去就是一派虚象。其面色苍白，舌质淡白，故又有寒象，自应治以补气健脾温胃法。切记不可使用苦寒、破气药，包括一切有胃肠反应的西药，如各种抗生素、止疼药等。吗丁啉、西沙必利等近年发明的胃肠动力药，作用略同理气、行气中药，均有破气作用。吗丁啉即便有效，也要中病即止。西沙必利则完全不宜使用。西医无补气法，久用吗丁啉等必然破气。其表现是："胃病"不好，反而加重，特别是越来越乏力。

对于慢性胃炎，有两种西药是有利无弊的，即多酶片和食母生。单用它们不可能治好此病，但作为辅助药物是最佳选择。

以上是当着病人讨论的。由于此前没有询问患者是否有过严重恶性精神刺激（故乡群众通称"生气儿"或"着事儿"），病人听到上面的话，自然对我很相信。不过要记住，医生的目的不是获得患者的一时信任。真正的信任必须是持久的，即建立在事实基础上。这种信任，首先是使病人获得战胜疾病的信心，同时，紧张的情绪立即放松。

8月12日再诊：食欲好转，但不能多食，仍不能进食馒头。脉象仍见沉细，已无弦象。舌上裂纹消失，舌质接近正常，舌苔略长。

仍守上方，并嘱注意节劳——过劳每使病情加重。

此次患者补充说：前年秋天在威县县医院诊断为胆道结石，院方介绍她去邢台市人民医院住院。住了几天，做过多项检查，说她的病不是胆道结石，让她出院了。市人民医院否定胆道结石是正确的，但是，让出院却引起患者误解——以为是不治之症。于是，出院不久，患者精神崩溃。将近半年时间精神恍惚，食少不睡，痛苦莫名。曾经长期输液支持，同时做按摩等治疗，渐渐精神好转。可见，医生否定某种诊断时，也要详细解释。

又，利胆药无不苦寒，患者的寒象，应该和服用利胆药有关，因为利胆药一般不会只服几次。

2006年3月16日三诊：上年就诊两次即大好，可正常进食，甚至食量超过常人。近10日来，因为不慎强食，旧病欲复发，但比上年轻。服用丽珠得乐无效。脉稍弱，舌苔白。仍守上方。

3月25日四诊：病情缓解。

患者又曾两次就诊，均一诊即效，不再记述。但应该说明，此类患者想两三次就彻底治愈是不可能的。该患者两次就诊即大好，却停止治疗，其中有各种原因。主要原因大概有二：一是病久不愈，长期治疗花费很多，经济上会有些困难——尽管在我这儿的花费是微不足道的；二是病大好时恰逢摘棉季节，患者不但停止了治疗，还勉力劳动，没有短时间内严重复发就不错了，故虽然已经嘱咐患者要节劳，却未能做到。

案2 生气致慢性胃炎

李YX，女，36岁，威县沙河辛村人，2005年6月13日初诊。

2月前做胃镜诊为胃炎，经治好转。近来又食少、嗳气、乏力、心慌并睡眠不好。上年曾有类似发作。患者承认发病与生气有关。正在服用丽珠得乐、吗丁啉等，无明显疗效。体型中等，面色略见晦暗。脉象大致正常，舌质淡嫩，中心多裂纹。处方如下：

陈皮10g、茯苓10g、半夏8g、香附8g、苍术10g、桂枝20g、川芎8g、三仙各10g、五味子8g、党参10g、黄芪10g、当归10g、白芍15g、乌药8g、厚朴6g、甘草5g、龙骨粉10g、生姜20g。常规水煎日一剂。

8月25日再诊：服上方后即大好，近日似欲反复，以上腹隐痛和轻度饱满为主。脉舌象略如前。仍守上方。

9月19日三诊：服上方后即好，近日有轻微反复。上方加多酶片3片日3次。

10月10日四诊：缓解后又略反复。目前以隐痛为主。他医曾给以庆大霉素口服，无效。脉舌象略如前。患者称，反复与心情急躁有关。又担心变成癌症——这又是一种恶性心理状态。于是，耐心解释。用药如前。

患者和家属都说上方很灵，每次都是一服即效。但是，病情却多次反复。根本原因还是没有解决不良精神因素。据我观察，患者的心理环境比较好。她的丈夫是个明白人，也很能干，家庭经济条件也比较好。这就是为什么她的病相当轻。

2006年12月7日再诊：近来两乳攻胀伴左臂攻沉。已做B超和颈椎片，无异常。服乳消灵、芬必得无效。

妇女受恶性精神刺激，也很常见乳房和腋下憋胀不适，有时向上肢放射。患者问我是什么病，我说是"气儿"。这时她才告诉我来看过胃炎，而且说没有再犯。于是查出上述记录。联系上述病史，她的病就是气滞无疑。

一般情况比上年好，脉象大体正常，舌质稍嫩，已无裂纹。处理如下：

柴胡6g、当归10g、白芍15g、白术5g、苍术5g、茯苓10g、川芎8g、香附8g、川朴6g、党参10g、五味子10g、桂枝15g、三仙各10g、甘草4g。常规水煎日一剂。

数月后患者再诊，称服上方一剂即效。

案3　生气致慢性胃炎

刘CZ，男，50岁，威县大宁村人，2006年5月8日初诊。

上腹不适一年，一直未间断治疗，从无明显效果。曾做胃镜诊为慢性胃炎。不适非疼、非胀，难以描述。近一个月来食欲锐减。其人精神淡漠，面色萎黄。脉象细弱，舌淡嫩无苔。问发病前有无精神刺激，患者犹豫。陪同就诊的妻子立即肯定说：就是生气之后发病的。处理如下：

陈皮10g、茯苓10g、半夏8g、香附10g、川芎8g、党参10g、黄芪15g、桂枝20g、柴胡3g、当归10g、白芍10g、川朴5g、枳实5g、三仙各10g、甘草5g。常规水煎日一剂。

逍遥丸、香砂养胃丸各6g日2次

多酶片3片日3次

嘱咐患者的妻子设法缓解其不良心态。

5月15日再诊：病情大好，处理如前以巩固疗效。

案4 慢性胃炎并糖尿

王TL，男，37岁，威县孙家寨人，2007年10月27日初诊。

上腹和两肋胀满不适反复发作、逐渐加重一年多。曾做胃镜多次——包括在解放军总医院一次——诊为浅表性或糜烂性胃炎。又曾发现有轻度脂肪肝。又，发现糖尿病2年，正在服用二甲双胍等。最近去地市医院就诊多次未见尿糖。但患者还是自觉压力很大，自己知道上腹和两肋不适与发愁、紧张有关。已经在他处服中药月余，无效。形神可。饮食、二便、睡眠可。脉稍弱，舌稍淡润。

处理如下：

陈皮15g、茯苓10g、半夏8g、香附8g、五味子10g、党参12g、黄芪15g、白术5g、苍术5g、桂枝15g、川芎8g、当归g、白芍10g、熟地15g、生三仙各10g、生甘草4g、生姜20g。常规水煎日一剂。

香砂养胃丸6g日2次

人参健脾丸12g日2次

11月1日再诊：病大减，仅偶有轻微不适。守上方。

11月6日三诊：诸证悉退。

洪钧按：患者这样的年龄病这么多，必然有不良行为因素——主要是大吃大喝、嗜酒、嗜赌等。他的心理素质也不好。故虽然糖尿病相当轻，他的压力却很大。所谓慢性胃炎主要是忧愁、恐惧所致。就诊于我疗效满意，不完全是药物的作用。对这样的患者，我都要详细解释病因。解除了思想负担，纠正了不良行为，就能速效。

案5 生气后食少饱胀

吉Xh，女，45岁，住威县城内，2008年1月2日初诊。

食少、食后饱胀不适反复发作5、6年，最初因生气所致。近一个月来，复因不如意复发，在城内多方治疗不效。其人面色青黄晦暗，精神可。脉弱，舌瘦苔略厚。

处理如下：

陈皮20g、茯苓10g、半夏10g、香附8g、川芎10g、乌药8g、柴胡6g、当归6g、白芍10g、党参10g、桂枝20g、三仙各10g、生姜30g。常规水煎日一剂。

香砂养胃丸、逍遥丸各6克日2次

1月7日再诊：自觉大好，面色精神亦较前大好。食欲和食量接近正常。脉稍弱，舌略瘦。处理如前。

洪钧按：此后患者又就诊数次，每次都是因为心情不畅复发，每次都是一诊即效。她没有做过胃镜，我也不让她去做。如果去做，也肯定会诊为慢性胃炎。

哮喘治验

问：哮喘是病呢，还是证呢？

答：在中医是证。今中医内科学中，就有"喘证"。

问：那么，哮喘就是喘证吗？

答：一般认为，有声（即哮鸣音）为哮，无声为喘，但都是呼吸困难。

问：为什么要讲此证呢？

答：因为这是相当严重或危重的证候。呼吸困难的进一步就是呼吸停止，呼吸停止就是死亡。呼吸困难就像面临着灭顶之灾，岂能不重视哮喘。

问：哮喘在西医也是证吗？

答：不是。西医所谓哮喘，特指支气管哮喘或过敏性哮喘。它的核心病理是因支气管炎症反应导致狭窄而通气受阻。病因有遗传因素，激发因素——吸入刺激或过敏原、天气变化、呼吸道感染、情绪波动等。

问：中医方面，有什么前人的论述值得向我们介绍吗？

答：请参看张锡纯先贤《医学衷中参西录》"用小青龙汤治外感痰喘之经过及变通之法"以及同书"小青龙汤解"。据我所知，中医论此证，没有比张先生更好的。不过，还是能中西医结合地认识哮喘更好。

问：中医诊治哮喘也要念念不忘辨四证吗？

答：是的，甚至更简单。张景岳说："气喘之病，最为危候，治失其要，鲜不误人，欲辨之者，亦惟二证而已。所谓二证者，一曰实喘，二曰虚喘。"此说可见于今高等中医教材内科学。

问：如此说来，治哮喘不是掌握好攻补二法即可吗？

答：不是。支气管哮喘或过敏性哮喘的核心病理，是因支气管炎症反应导致狭窄而通气受阻，治此证的核心药物应能扩张支气管。中药中最重要的支气管扩张药有麻黄、细辛、桂枝、白芍等。凡支气管哮喘用中药，必须使用它们，而它们不是典型的补益药，也不是攻下药。中医治哮喘疗效最好的方子是小青龙汤，此方既不能归入补益方，也不能归入攻下方。

问：那么，可以中西医结合地讲一下呼吸困难的诊治要点吗？

答：可以。呼吸困难主要有肺源性的和心源性的。张锡纯先生所说的外感痰喘，基本上是肺源性的。中医治疗以小青龙汤为主。心源性的呼吸困难是心力衰竭所致。中医治疗以补肾纳气为主，用炙甘草汤等以熟地、人参为主的方剂。也有肺脏和心脏同时功能受损的，这就是最常见的肺心病。这时就要同时使用小青龙和补肾纳气法。

问：可否举验案说明？

答：关于心源性呼吸困难，见本书"心脏病治验"。关于肺心病，请参看旧作《医学中西结合录》中的"老慢支和慢性肺心病"。下面主要介绍支气管哮喘的中西医结合治疗验案。

案1　首次支气管哮喘

本村村民姜JQ，女，39岁，2004年6月25日初诊。

夜间哮喘不能卧一周，渐重，无既往史。服他医西药无效。一般情况可。脉可，舌淡苔白。处理如下：

陈皮10g、茯苓10g、半夏8g、桂枝20g、附子8g、干姜5g、麻黄5g、细辛3g、五味子6g、白芍15g、甘草5g、生姜20g。常规水煎日一剂。

金匮肾气丸9g日2次

藿香正气水1支日2次

百喘朋1片日3次

氨茶碱0.1g日3次

地塞米松片0.75mg日3次

7月2日再诊：服上方2日即大好，故停药。昨天劳累较重，今上午又有轻喘。脉舌象如前。守上方。

7月8日三诊：再未复发，只取金匮肾气丸、百喘朋和氨茶碱。

至2019年春，未复发。

案2　支气管哮喘

冯CY，女，70岁，威县时庄村人，2004年8月23日初诊。

约40天前发生气短如哮喘样，连续输液26日好转。但是，近10日来腹胀渐重，全身乏力并多汗。一般情况可，饮食、睡眠可。面色和双手均显苍白。心肺听诊大体正常。无下肢水肿，无既往史，无其他重病史。脉弱、舌淡。血压120/70mmHg。处理如下：

陈皮10g、茯苓15g、半夏8g、苍术6g、桂枝15g、五味子10g、川朴6g、枳实8g、乌药8g、党参10g、黄芪15g、附子10g、干姜5g、白芍15g、麻黄4g、川芎5g、甘草4g、生姜20g。常规水煎日一剂。

香砂养胃丸6g日2次

金匮肾气丸9g日2次

藿香正气水5ml日2次

8月27日再诊：腹胀大好，体力大好，仍有小汗，脉象接近正常。舌略淡。上方去正气水，加百喘朋1片日3次。

2005年7月25日四诊：近日连阴雨，旧病复发。喘不重，但不能活动，在家服西药胃肠反应明显。双肺听诊可闻哮鸣音。脉舌象大体正常。仍守上年8月27日方。

2006年9月5日六诊：旧病复发三四天，服西药无效。脉略有弦象，舌象可。血压120/70mmHg。无下肢水肿。仍守上方。

2008年7月4日七诊：2007年夏天未发作。近日又有小气短——明显较前几年发作时轻。仍守上方。

洪钧按：70岁的人首次发作呼吸困难，应该首先怀疑心力衰竭，但患者的病史、临床表现和体检所得都不支持心力衰竭，仍应按支气管哮喘治疗。此后两年均在盛夏发作，也不支持老慢支或肺心病。

案3 支气管哮喘并便频

黄GQ，女，60岁，威县黄街人，2005年8月23日初诊。

去年曾经发作哮喘，近日加重。又腹泻反复近三年，经治好转。有轻度贫血，正在服补血药。近来每感上腹不适并头痛。常感乏力，饭后多困。脉微弦，舌暗紫，苔不厚。血压110/80mmHg。处理如下：

陈皮15g、茯苓10g、半夏10g、党参12g、黄芪20g、五味子10g、附子8g、桂枝15g、麻黄6g、细辛2g、生姜25g、甘草5g、三仙各10g。常规水煎日一剂。

金匮肾气丸9g日2次

补中益气丸9g日2次

2008年8月14日再诊：2005年一诊即愈。近来复发。哮喘之外，大便每日 3~4 次。右脉沉弦略迟，左脉略大。舌嫩暗，苔黄略厚。血压 120/80mmHg。仍守 2005 年方。

2008 年 12 月 3 日三诊：8 月一诊大好。不但哮喘缓解，大便也接近正常。近日感冒，有脐周隐痛。恐旧病复发，求治。一般情况可，六脉皆大。仍守前方。

洪钧按： 自西医看，该患者既有消化道慢性炎症，又有呼吸道慢性炎症。这在中医属于痰饮。二陈汤对它们都有效。故上方前三味就是二陈。但是如此久病，必有正夺，故予参芪五味补益。常感乏力，每饭后多困是很典型的气虚或脾虚表现。实际上，上方煎剂是小青龙、二陈合剂加参芪。我治久喘基本上用此方。

案 4　支气管哮喘

杨 GL，女，55 岁，威县管安陵村人，2001 年 8 月 16 日初诊。

咳嗽、气短每年夏天发作连续 3 年。自称伏天最重，春冬和麦前完全无事。饮食、二便可，昨晚因喘重并小便多没睡好。脉弦滑而不足，舌可。体型中等，神情困顿。无发热感，好出汗。血压 136/100mmHg。处理如下：

陈皮 10g、茯苓 15g、半夏 8g、桂枝 15g、五味子 10g、附子 10g、干姜 5g、白芍 15g、麻黄 4g、川朴 5g、龙骨粉 10g、生石膏粉 15g、生甘草 7g。常规水煎日一剂。

地塞米松片 0.75mg 日 3 次

8 月 19 日再诊：病大好，骑自行车就诊。血压 120/70mmHg。守前方。

2002 和 2003 年 7、8 月份，患者又两次发作。2003 年 8 月 13 日，大好之后，让她服下方：

附子 250g、肉桂 100g、茯苓 250g、五味子 250g、麻黄 125g、熟地 250g、半夏 250g、细辛 50g、甘草 150g、干姜 150g、白芍 250g。

上 11 味共为细末，每服 10g，每天 3 次。

洪钧按： 患者所服煎剂一直是二陈、小青龙合剂加附子。最后的散剂基本上是小青龙。此后，再未就诊。

案 5　支气管哮喘

邱 SJ，女，36 岁，威县罗安陵村人，2008 年 7 月 7 日初诊。

咳嗽、气短、吐痰、发烧，久治不愈近 4 个月，近日加重。病始于在蘑菇棚里劳动——在里面待半小时左右就胸闷、咳嗽并轻度呼吸困难。开始在当地肌内注射有效，但次日即反复。又曾经两次输液共 8 天，完全无效。6 月 26 日西医处方大体是：输液给喘定、青霉素、清开灵、病毒唑等，同时口服复方岩白菜素和鸡胆川贝液。7 月 1 日的西医处方是：异丙嗪片 12.5mg 日 3 次、氨茶碱 0.1g 日 3 次、丙酸培氯米松气雾剂、舒喘气雾剂（喘重时喷吸）。此前还曾服中药 19 付，毫无效果。5 月 1 日做心电图示 S－T 段压低。5 月 3 日照胸片正常。6 月 26 日，做胸部 CT 无异常发现。多次验血、尿，仅血沉为 60～80mm/h，其余无异常。近日体温在 37.5℃左右。食欲可，二便正常。月经大体正常。目前心慌气短，头晕眼涩，不能劳动，极其乏力，多困。体瘦（自称发病后明显消瘦）、神倦。脉短而弱，舌红苔剥。血压 110/80mmHg。听双肺满布哮鸣音。处理如下：

陈皮 20g、茯苓 15g、半夏 10g、五味子 10g、麻黄 6g、细辛 3g、桂枝 20g、干姜 6g、生石膏粉 10g、白芍 15g、附子 8g、熟地 20g、甘草 5g。常规水煎日一剂。

百喘朋 1 片日 3 次，地塞米松片 0.75mg 日 3 次，香砂养胃丸 6g 日 3 次，金匮肾气丸 9g 日 3 次。

患者问：何时可好？我说：3 日内不大好，不必再来。

7 月 9 日再诊：果然大好。嘱隔日减去西药 1 次。其余如前。

洪钧按：患者的初始病因很清楚，临床表现也很典型，故诊断没有疑问。用皮质激素和平喘西药治此病可以速效，这就是为什么最初肌内注射有效。但是，单用西药常见反复发作者。中医治此证初起最好的方子是小青龙汤。也可以用小青龙和二陈汤合剂。病史较久，须同时补肾。当然，喘重时，也有单用中药疗效不满意的，故最好中西医结合治疗。病大好后，西药（特别是皮质激素）要逐渐减量。

又，这样的病人毫无必要做 CT，患者的 CT 却是邢台某医院给她做的。

7 月 18 日三诊：病情虽然大好，但至今没有全好。前天自觉舒适，于是洗衣服并打扫卫生。昨晚至今晨发热 37.8℃左右，在本村肌肉注射一次热退。今天就诊时精神较好。她补充的病史很值得注意。原来，春节前后她的母亲患癌瘤病逝，她伺候了一个多月颇感劳瘁。又，发病四个月来，曾经连续 20 多天几乎完全不进食。她的体重下降了 20 多斤，必然很虚弱。这一情况前两次就诊时没有问清。今天她自己骑电车就诊，脉象略数。舌暗苔剥。双肺听诊大体正常。

处理如下：

陈皮 20g、茯苓 15g、半夏 10g、五味子 10g、山萸肉 10g、麻黄 6g、细辛 3g、桂枝 20g、干姜 6g、白芍 15g、党参 12g、黄芪 15g、当归 10g、川芎 8g、熟地 20g、甘草 5g。常规水煎日一剂。

补中益气丸 9g 日 3 次，金匮肾气丸 9g 日 3 次，百喘朋 1 片日 1～2 次，地塞米松片 0.75mg 日 1～2 次。

嘱其再发热时不用西药。

又，初诊前患者每天脱发很多，她去就诊的中医却说是使用的洗发膏不好，看来那位中医经验太少。患者的脱发，显然是迅速严重营养不良之过。近日基本上已经不再脱发。

总之，较长的病史很难一次了解清楚。该患者以哮喘为主要表现，不详细了解病史就会把问题看得很简单。患者 20 多天几乎不能进食，显然是药物的副作用所致。可惜，不知道当时到底用过什么药。

又，患者几乎无舌苔（初诊时就有严重苔剥），必然脾胃大虚。今天的方子是平喘的同时脾肺肾同补。给她的西药让她自己掌握——一般每天一次，没有明显呼吸困难，即可停用。

又，如上所述，我的治疗效果不算很好，但患者还是很满意。她一再说：您真是神医！她这样说，大概是因为她的儿子就诊疗效更好。另外还有她的一位同村人，也是久病就诊一次大好。

其实，我的治法很平常，就是在平喘的同时照顾到脾肾大虚。

洪钧按：初诊时就该用参、芪、当归。

尿路病治验

问：尿路是什么意思呢？

答：尿路分上尿路和下尿路。上尿路指肾盂和输尿管。下尿路即膀胱和尿道。下面主要讲下尿路病。

问：为什么要讲尿路病呢？

答：一是因为尿路病比较常见、非常痛苦而且常见急症；二是因为此类疾病比较难治——常见顽症；三是因为中西医结合是治疗尿路病的最佳选择，有必要介绍拙见和拙案。

问：自西医看诊治尿路病需抓住什么要点呢？

答：尿路常见两大问题。一是感染，二是不畅。当然还有二者俱有的。

问：中医诊治尿路病也是念念不忘辨四证吗？

答：是的。对感染性尿路病，主要是辨清寒热；对排尿不畅主要是辨清虚实。一般而言，感染性疾病日久不愈，无不属虚。尿潴留表面上是实证，本质上大多属虚。请参看下述验案。

案1 反复尿频尿急数年

梁某，女，37岁，住县城内，2001年3月13日初诊。

反复发作"肾盂肾炎"三四年。最近一次发作已经半月，中西药物都用过，效不佳。初犯时有恶寒，无高烧。从无肉眼血尿，但一直尿频尿急。体型中等，神可。饮食可。大便常干。睡眠不佳。口渴。工作不重，但常感劳累。脉沉滑有力，舌红苔不厚。血压136/90mmHg。处理如下：

黄柏10g、连翘10g、五味子10g、党参10g、黄芪15g、茯苓10g、陈皮15g、当归10g、川芎8g、白芍15g、生地10g、木香5g、三仙各10g、生甘草4g。常规水煎日一剂。

补中益气丸 9g 日 2 次；金匮肾气丸 9g 日 2 次

呋喃妥因 0.1g 日 3 次；PPA0.5g 日 3 次

3 月 18 日再诊：症状消失，略感乏力。脉不再有力。血压 120/80mmHg。守前方。

此后有两次小反复。一直坚持中西医结合治疗如上。但西药每 5～10 日即更换。至 5 月初，最后稳定。

案 2　壮年尿频尿急

潘 ZL，男，31 岁，威县东关人，2005 年 10 月 14 日初诊。

约月余前，自尿频、尿急、少腹部不适起病。无冷热发烧，连续治疗至今，尿频稍好，仍少腹不适且多尿意。近日有轻感冒。此前数年即偶犯少腹憋胀，曾按前列腺炎治疗。正在服中药。饮食、睡眠可。大便略干。体型中等，神躁。处理如下：

陈皮 10g、茯苓 10g、半夏 8g、五味子 10g、党参 10g、黄芪 15g、黄柏 10g、厚朴 6g、当归 10g、白芍 12g、桂枝 20g、三仙各 10g、甘草 4g。常规水煎日一剂。

金匮肾气丸 9g 日 2 次；补中益气丸 9g 日 2 次

PPA0.5g 日 3 次

12 月 21 日再诊：诸症悉退。

2006 年 3 月 29 日就诊：旧病复发，但轻。脉略大，舌淡润嫩。守前方。

洪钧按：该患者的尿频尿急，不是感染所致。他极其勤劳，每天强力劳动 12 小时以上，显系虚损。

案 3　尿频尿急尿失禁

董某，男，55 岁，威县董李庄人，2001 年 4 月 3 日初诊。

尿频、尿急、尿失禁 2 月。曾经服用中西药物多次，包括输液 4 天，无明显疗效。此前无类似发作史。少腹有冷感，热敷感到舒适。饮食、大便可。偶尔解大脬。近日乏力、咳嗽、痰多。体型中等，神可。脉沉滑重按有力。舌苔稍长。验尿无异常。处理如下：

黄柏 10g、连翘 15g、白芍 15g、当归 8g、陈皮 10g、茯苓 10g、半夏 8g、五味子 10g、党参 10g、黄芪 10g、川芎 8g、熟地 15g、附子 8g、桂枝 15g、三仙各 10g、生甘草 4g。常规水煎日一剂。

金匮肾气丸 9g 日 3 次；补中益气丸 9g 日 3 次

呋喃妥因 0.1g 日 3 次；PPA0.5g 日 3 次

4 月 9 日再诊：病大减。小便微有不适并轻度失禁。脉仍沉滑有力。血压 150/90mmHg。中药如前。西药改服增效联磺片 2 片日 2 次。

4 月 15 日三诊：病大好。似有小恶心且乏力。脉不再见有力。舌略淡。血压 140/90mmHg。中药如前。西药改服地霉素 0.5g 日 3 次。

洪钧按：此证应非尿路感染，而是"前列腺肥大"。现在看来，黄柏、连翘和抗菌西药可以不用。

案 4 妇女膀胱、尿道炎

李 WP，女，23 岁，威县五马坊村人，2008 年 1 日 23 初诊。

尿频、尿急、偶有尿血约 2 年。结婚前即有此证，结婚后更加严重。目前是第一胎剖腹产后 3 个月。产后小便一直不正常。曾经多方多种药物治疗无效。体型中等，面色红润，精神可。饮食、睡眠无大异常。近来乏力、腿酸，又多饮而口渴。脉象沉弱，舌可。处理如下：

党参 15g、黄芪 20g、柴胡 6g、川芎 10g、怀牛膝 20g、当归 10g、白芍 15g、桂枝 20g、陈皮 20g、五味子 10g、山萸肉 10g、茯苓 10g、三仙各 10g、生甘草 5g。常规水煎日一剂。

金匮肾气丸、补中益气丸各 9 克日 2 次

呋喃妥因 2 片（0.1g）日 3 次

2 月 1 日再诊：病大好。已经能解大脬，惟略勤。不再口渴多饮，即已完全无痛苦。脉舌象大体正常。中药守上方。西药去呋喃妥因，加土霉素片 0.5g 日 3 次。

案 5 慢性膀胱尿道炎

赵某，女，40 岁，漏记里居，2004 年 11 月 6 日初诊。

近数年每年夏天好犯尿频、尿急、尿血。往年每年 1 次，今年发作近 10 次，至今迁延不愈。曾服西药多次，偶有暂效，近来服西药后食少恶心。体瘦弱。脉略弦，舌稍淡。处理如下：

党参 10g、黄芪 15g、当归 10g、白芍 12g、熟地 12g、川芎 6g、陈皮 10g、茯苓 10g、半夏 8g、黄柏 8g、生山药 15g、川朴 5g、三仙各 10g、生甘草 5g、生姜 20g。常规水煎日一剂。

金匮肾气丸 9g 日 2 次；补中益气丸 9g 日 2 次

地霉素片 0.5g 日 2 次

11 月 16 日再诊：诸症悉去。继续服中药煎剂 6 日即停。成药坚持服

用 3 周。西药依次改用增效联磺片、呋喃妥因和 PPA 各 1 周。

案 6　慢性膀胱、尿道炎

许 CX，女，34 岁，威县孙家寨村人，2007 年 12 月 18 日初诊。

反复尿急、尿频、尿血十余年。起初有恶寒、发热等，近 3 年不再发热。一般是稍劳或感冒等之后突然起病。主要是尿频尿急——频频长时间蹲厕所。她的伯父是村医，服用的西药不计其数。起初服药有暂效，近 2 年基本无效。此次发病 1 周。其人体型高瘦，面色晄白。脉滑弱，舌可。

洪钧按：此证的早期，单靠西药也能较快好转，而且也能除根。原则是两种以上的抗感染西药交替使用四星期。每星期两种，最后一周一种也可以。最初要使用巅茄或阿托品制剂二三次，以便在 2 小时之内控制症状。此案时间太长了，治疗应该以中药为主。但患者不耐服成药。如果能服成药，就用补中益气和金匮肾气丸。最初两周最好同时服用抗感染西药，原则同上。经反复解释，患者愿意练习服成药，但同时取中药煎剂如下：

党参 15g、黄芪 20g、桂枝 20g、附子 10g、五味子 10g、山萸肉 10g、苍术 10g、黄柏 15g、茯苓 10g、当归 10g、白芍 15g、川芎 10g、熟地 20g、陈皮 20g、生甘草 5g。常规水煎日一剂。

增效联磺片 2 片日 2 次

呋喃妥因片 0.1g 日 3 次

金匮肾气丸、补中益气丸各 10 丸试服

12 月 28 日再诊：服上方 1 日，自觉症状消失。脉舌象如前。服中成药仍困难，舍去。煎剂如前，西药改服 PPA 片 0.5g 日 2 次。

此案的效果是肯定的。从医以来，我照此原则处理此证，没有发现无效者。即便相当顽固、日久，也有比较满意的效果。

案 7　老年男子尿频

将 WT，男，63 岁，威县五马坊村人，2008 年 1 月 23 日初诊。

小便频数 20 多天，服用西药多种无效，又输液八天也完全无效。除尿频外，平时有少腹冷痛。其余无大不适。无既往史。饮食、大便、睡眠可。一般情况好，脉象滑数，舌可。处理如下：

党参 15g、黄芪 20g、柴胡 6g、川芎 10g、怀牛膝 20g、当归 8g、白芍 15g、陈皮 20g、桂枝 20g、川朴 5g、五味子 10g、山萸肉 10g、茯苓 10g、熟地 20g、金樱子（碎）15g、生甘草 5g。常规水煎日一剂。

补中益气丸 9g 日 2 次，金匮肾气丸 9g 日 2 次

2009 年 1 月 21 再诊：旧病复发 8 天，在家服西药 6 天无效。自称去年一诊即愈，这是首次复发。一般情况略如前，仍守上方。

案 8　老年男子尿潴留

1987 年仲冬的一天傍晚，一位不太熟悉的朋友请出诊，说其父小便不好。因为已经答应当晚去另一家出诊，于是说：明天一早去看吧！

次日天刚明就到了病家，但还是很后悔前一天没有立即出诊，因为患者极其痛苦地熬了一夜。

患者 62 岁，此前没有大毛病。尿潴留 30 多个小时中，他完全不能休息。每隔二三分钟就要小便一次，但又解不出或偶尔解几滴。反复起卧摩擦，竟致背部表皮大面积脱落。又值隆冬，痛苦可想而知。我到病家时，患者十分困顿，起坐已经困难。查膀胱底部过脐，于是立即导尿。

中药煎剂开的是补中益气与金匮肾气合剂加五味子，重用参芪熟地，并同时服用这两种丸剂。患者在一周内康复，此后没有复发。

洪钧按：此前虽然处理过各种原因导致的尿潴留不知道多少次了，但这次的印象很深刻。

高龄患者尿潴留时间过久，偶尔会导尿失败。这时可以穿刺抽尿。但是，穿刺充盈过大因而壁薄的膀胱——特别是老年人，可以造成膀胱破裂而立即休克（大量尿液突然进入腹腔所致），加之患者已经很虚弱，所以危险很大。上面这个患者的村人，就有一位老者因此迅速死亡，以致医生未及出门。这位医生是我熟悉的相当有经验的同行，却没有预先告知可能出现此种意外，于是村人很不理解。现在又出现了这样的病人，结果如何颇受村民注意。所幸一切顺利。其实，只要导尿成功，其余治疗即可从容处置。

导尿是一看就会的。我治疗过的病人，就有不少自己会导尿。他们的错误是：不愿意保留尿管而反复导尿。这样不但增加了感染的机会，而且不利于膀胱收缩力的恢复。希望读者牢记：导尿是为了解除尿潴留，是紧急处理。立即拔出尿管，一般会再次尿潴留。于是再次出现紧急情况。多次出现紧急情况自然害处很大，所以，即便不是前列腺肥大导致的尿潴留，一般也要保留尿管。

再请读者牢记：保留尿管不仅仅是为了保持尿道通畅，还为了让充盈过度的膀胱在较长的时间处于空虚状态。只有这样，被过度伸展的膀胱平滑肌才能恢复收缩力。所以，除了下床短时活动外，不要捆扎、关闭保留的尿管。没有尿潴留，患者才能正常进食水、服中西药物和休息，故一定要注意保留尿管。

案9 老年男子尿潴留

王 HJ 之父，84 岁，威县马安陵村人，2003 年 3 月 30 日初诊。

HJ 是一位老赤脚医生，与我有师生的名分。但其父病初还是请别人看的。

老先生患尿潴留，他医让服用竹林胺、前列康、已烯雌酚并保留尿管10 日无效，请我出诊。

患者是个高瘦的人，一般情况尚可。脉象滑数有力，舌质稍红，苔白厚。由于小便不畅，患者不敢多饮水（洪钧按：保留尿管时，要鼓励多饮水），因而进食很少。大便数日未行。他深恐不起，HJ 也以为凶多吉少。我说：至少目前看不出危险，我治此病至今还没有无效的。现有的药物用不用均可，我开的药要坚持用。处理如下：

①继续保留尿管。

②金匮肾气丸 9g 日 3 次。

③补中益气丸 9g 日 3 次。

④槟榔四消丸 6g 日 2 次，大便通下即停。

⑤中药煎剂：

人参 10g、党参 10g、黄芪 15g、茯苓 10g、当归 10g、白芍 10g、熟地15g、五味子 10g、山萸肉 10g、生山药 20g、川芎 10g、怀牛膝 15g、丹皮8g、川朴 5g、枳实 8g。常规水煎日一剂。

服上方 10 日后拔出尿管，小便不很通畅。煎剂加金樱子 10g 再服 4日，诸症悉去。此后 4 年没有复发。

案10 老年男子轻度尿潴留

武某，男，65 岁，威县李家寨人，2003 年 1 月 12 日初诊。

近几年尿频、尿意不尽渐重，多次在他处诊治不见好转。一般情况可，脉滑稍数，舌暗红，苔白长。血压 160/90mmHg。少腹稍饱满，按之有尿意，但膀胱轮廓不明显。诊为前列腺肥大并轻度尿潴留。单用中药治疗如下：

党参 10g、黄芪 20g、川芎 10g、牛膝 15g、当归 10g、五味子 15g、大云 15g、茯苓 10g、山萸肉 10g、陈皮 10g、川朴 8g、枳实 8g、生大黄 5g、黄柏 10g、甘草 5g。常规水煎日一剂。

补中益气丸 9g 日 3 次；金匮肾气丸 9g 日 3 次

服上方 5 日，症状消失。

案 11　高年男子尿失禁

自西医看，引起尿失禁的原因有二：一是中枢神经受损，比如昏迷、截瘫患者必有尿失禁；二是尿道括约肌松弛。这里不讨论神经受损导致的尿失禁。

尿失禁也多见于老年，女性比男性多见。最常见的原因是尿道括约肌松弛或失灵。由于女性尿道很短，括约肌受生产等原因影响比男子多，故多见于女性。

请看下案。

姐丈李 SG，91 岁，任县东栾村人，1997 年深冬初诊。

姐丈勤劳体健，一年前在我的支持下做了白内障手术，术后还可以做些轻微劳动。近年来常有小便不畅，此次则完全尿失禁。自己用一个瓶子接着尿，难免尿床。时值深冬，严寒加之睡眠不好，迅速衰弱，已经无力坐起。如此高年病危，外甥接我去看。查其神志尚清，他人扶起仍可坐着，每餐可喝稀粥一碗。小腹空虚，无尿潴留。脉象细弱，舌润苔厚。血压正常。处理如下：

①用一个安全套接上一根输液管垂至床边，通入一个输液瓶。这样就不必病人自己接尿，也不会再尿床（近年医院中已有专用设备，不必临时制作）。

②服中药煎剂如下：

党参 15g、黄芪 20g、白术 10g、五味子 20g、金樱子 10g、附子 10g、山萸肉 20g、桂枝 20g、茯苓 15g、生山药 20g、熟地 20g、当归 10g、柴胡 5g、升麻 4g、陈皮 15g、川朴 5g、枳实 5g、甘草 5g、生姜 20g。常规水煎日一剂。

我只去看过一次，上方没有再加减。姐丈恢复很快，一周后即可自理生活。此后又存活 3 年。据外甥说，好几个类似病人，抄去上方照用都好了。

案 12　西药治疗尿潴留致不能食

杨 ML，男，70 岁，威县十里村人，1994 年 1 月 31 日初诊。

20 天前，因为尿潴留服用盐酸芬苄明（主要用于降血压、抗休克、抗心衰，不知道他医为什么用）等 2 天，即完全不能食。随之输液 3 天，仍然毫无食欲。已经停药 10 天，进少量流食即烧心。其人体瘦，形困，脉稍大，舌红苔薄。又，病初曾有发烧，近来不发烧，无恶心呕吐，无饱胀，二便正常。处理如下：

西药：多酶片 4 片日 3 次，食母生 10 片日 3 次

中药：党参 15g、黄芪 15g、麦冬 12g、五味子 15g、山萸肉 15g、陈皮12g、茯苓 10g、半夏 8g、竹茹 12g、桂枝 15g、当归 10g、白术 10g、三仙10g、厚朴 10g、甘草 5g、生姜 20g。常规水煎日一剂。

服上方 2 日，进食基本正常。不再烧心。继续服上方 3 日善后。

从此，患者旧病复发或有感冒即尽量不用西药。

案 13　高年男子尿潴留

本村村民赵 BS，92 岁，2005 年 10 月 19 日清晨独自敲门求诊。

自称小便不通，十分痛苦，一夜未睡。查其脉象、舌象大致正常，少腹膨隆。问其何以没有子女陪同，答曰：都已出门上班或下地劳动，因暂时不能予以导尿。疏方如下：

金匮肾气丸 9g 日 3 次；补中益气丸 9g 日 3 次

附子 10g、桂枝 25g、党参 10g、黄芪 15g、当归 10g、川芎 10g、怀牛膝 15g、生山药 15g、熟地 15g、五味子 15g、山萸肉 10g、茯苓 15g、川朴6g、枳实 6g、甘草 5g。常规水煎日一剂。

嘱其回家后立即服用成药并快煎中药，连续服用。若中午之前小便仍不通，即通知我前去导尿。

当天只有一儿媳于早饭前来问中药煎服法，此后无消息。于是，次日上午上门询问。入门后见患者正坐在堂屋，似无何痛苦，其次子正在煎中药。原来，小便已通。自称可以尿大脬，饮食睡眠也正常。

高年尿潴留，不经导尿并保留尿管而迅速痊愈，比较少见。该患者只服上方 3 日，即可外出散步如前。

2006 年 9 月附记：患者至今未复发，还可以散步 2、3 里。

2007 年 8 月附记：患者仍未复发，但听人说他常"尿裤子"。这应该主要是膀胱平滑肌和逼尿肌无力之故——尿不远，且最后有些尿滴在裤子上。

案 14　脑意外遗留尿潴留并便秘

朱 LK 之母，77 岁，威县李寨村人，2005 年 11 月 29 日初诊。

四年前，因脑意外致左半身轻瘫。脑意外急性期之始，即有尿潴留，

至今仍反复发作。近一年，更有大便困难。每有尿意，即欲大便。尿频、尿疼、尿急并大便之里急后重，致大便一次要努力约一小时，因而便后极为困顿。患者常不敢饮水，又尽量少食。因此，精神、体力渐差。4 年来，导尿次数已记不清。输液次数也记不清。总之，每年多次导尿，每次保留尿管数日；每年多次输液，一般每次输液 1 周以上。此番已经在家输液 10 日（同时为预防脑意外复发），完全无效。患者点名坚决要我看，故第一次就诊。曾经做 B 超等检查多次，诊为尿道、膀胱炎。

以上简单病史，是我反复询问后，用自己的话概括患者及病家所述。有些内容不是患者就诊时亲自讲的，而是亲属取药时再次询问得知的。

查患者消瘦，面色萎黄，精神尚可。脉弦略细，舌暗而苔少。血压 160/96mmHg。疏方如下：

党参 10g、黄芪 15g、茯苓 15g、五味子 10g、山萸肉 10g、生山药 15g、熟地 15g、生地 10g、桂枝 25g、肉苁蓉 15g、金樱子（捣）10g、川芎 10g、怀牛膝 15g、厚朴 6g、生三仙各 10g、生甘草 6g、黄柏 10g。常规水煎日一剂。

金匮肾气丸 9g 日 3 次；补中益气丸 9g 日 3 次

取完药，患者问我：保险不？我说：若是四年前，服药 3 日病去 80%。拖得时间太长了，敢说必然有效，不敢说一诊基本上好。又告诉她，病减即不必亲自就诊，来人取药即可。

12 月 3 日：患者之女来诉，病大减。二便基本上不再痛苦，唯小便偶有轻度混浊。取原方 7 日量。

12 月 10 日：患者之女来诉，谓未及服完上方，痛苦即完全消失。她问是否尚需继续服药。取上方 5 日量。

这位母亲有 9 个子女，当年要靠手工把棉花变成衣服，故单单为子女的穿衣，她付出的辛劳就不可想象。好在她身体非常好，虽终年每天睡眠不足 5 小时，而精力充沛。即在就诊时，若只听其说话，不像重病人。有如此天赋，是她如此痛苦却拖了 4 年，还不危重的主要原因。也是为什么中药疗效如此之好。

2006 年 4 月 13 日：子女来诉，旧病欲复发。照原方取药。

4 月 17 日：子女来诉，服上方 1 日，症状消失。继续服 5 日巩固疗效。

案 15　妇女尿频尿失禁

田某，女，34 岁，住威县城内，2003 年 12 月 25 日初诊。

头晕约 20 天，无既往史。服西必灵有暂效。饮食、大便、月经均好。睡眠略差，经常发作尿频。患者一般情况相当好，粗看是健壮的人。但脉象沉弱，舌淡。处理如下：

附子 8g、桂枝 15g、川芎 10g、怀牛膝 15g、五味子 10g、党参 10g、黄芪 15g、当归 10g、陈皮 10g、茯苓 10g、半夏 8g、三仙各 10g、生甘草 5g、生姜 25g。常规水煎日一剂。

金匮肾气丸 9g 日 3 次

12 月 30 日再诊：自觉大好，脉舌象略如前。尿频已较前轻。守前方。

2004 年 1 月 4 日三诊：头晕已好，尿频仍不甚好。脉象略如前，舌象接近正常。这时患者说，她的尿频很奇怪——看到水（特别是开水龙头）就想小便而且常常不能控制。于是前方附子加至 15g，再加山萸肉 10g、金樱子 10g。成药加用补中益气丸 9g 日 3 次。这样断续治疗到 5 月，才停药。中间有两三次小反复。治则一直不变，终于大好。

洪钧按：患者的尿频，不能完全用神经官能症来解释。她此前确实多次发生尿路感染，一直服西药治疗，有暂效，却总不除根，以至于没有尿路感染时，也有尿频。她虽然看起来高大匀称，面色红润，但脉象总见沉弱，说明先天肾气不足。

结核病治验

问：我们大都没有见过结核病，先生为什么要讲此病呢？

答：是的，目前此病确实相当少见了，但还不是接近消灭。近年来，世界卫生组织和我国主管部门都重视此病。大家有必要了解。

问：据说此病曾经很厉害，是吗？

答：是的。此病曾经危害人类生命和健康很厉害。

大约 1955 年之前，此病比现在的艾滋病甚至癌瘤还要可怕。古代中医说的"骨蒸""传尸""痨""痨病"或"痨瘵"多数是结核病，那时常常可以灭门。二战结束时，结核病在美国居于国民死亡原因第 7 位。但是，在 15~45 岁的人群中，除了意外伤害，结核病居死亡原因之首。所以，那时的结核病人人闻之色变。不少朋友可能知道，白求恩大夫几乎因肺结核英年早逝，蔡锷将军 39 岁死于喉结核，鲁迅先生死于肺结核，在我看来，他的父亲死于结核性腹膜炎。

问：目前此病对人类的威胁毕竟不严重了，为什么还要讲呢？

答：因为通过此病颇有助于认识中西医的互补性，即中西医结合的必要性。

问：如何看中西医在此病上的互补性呢？

答：近作《医学中西结合录》有如下说：

单用中药能够治好某些结核病。有兴趣的读者，可以参看《医学衷中参西录》，治疗慢性咳嗽吐痰带血并且发烧的几个病例。明代人薛己的医案中也有比较典型的病例。目前则需要发挥中西医结合治疗结核病的优势。

不过，总的来说，中医对"痨病"的本质认识不清。首先，中医所谓"痨病"不都是结核病。古人也不可能发现结核、痨、瘵、痨瘵、骨蒸、传尸、瘰病原来是一种病因所致。

其次，以最多见的痨或痨瘵而言，凡慢性咳嗽、发烧并有明显消耗者，都可以称为痨病。西医说的慢性支气管炎也有人视为痨病。

再其次，临床症状完全缓解，不等于该病痊愈，即还可能复发并传染。更重要的是，中医虽然知道此病可以传染，却没有可靠的预防手段。所以那时，特别在城市，该病的流行一直不能控制。

该病得以严格控制，一是认识到结核杆菌，从而加强预防；二是随着生活水平提高，卫生条件改善，发病率不断降低；三是抗结核药的发明并普遍使用，现症病人不断减少。

最早的可靠的抗结核西药是 1944 年发明（临床推广在 1950 年后）的链霉素，但是，单味西药以雷米封（1952 年发明）作用最强，只是该药可能损害肝脏和和周围神经。此后发明的利福平、乙胺丁醇、卡那霉素等，抗结核作用都不如链霉素和雷米封，故一般用于久用上述两种药物效果不好的病人。

问：中医治此病也是要念念不忘辨四证吗？

答：是的。在中医看来，此病十九属虚。"痨"字就暗含虚弱之意。古人还有时称之为"怯证"，意思略同虚证。古人论虚损，也有时包括此病。

总之，抓住"虚"字，在中医就抓住了本病的要害。

问：那么，中医治此病就该一味补益吗？

答：原则上，中医治此病以补为主。至于如何中西医结合地诊治此病，请参看下述验案。

案 1　混合型结核性腹膜炎

谷 YE 之妻，威县赵七里村人，32 岁，1987 年 6 月初诊。

患者病情严重，不能下床，丈夫把她抱到我的检查床上。简单病史如下：

她有 3 个孩子，3 年前第三胎生产后患肺结核，经治一度缓解。但抗结核治疗不够充分，加之过度劳累、饮食不周等原因，不久复发。再次经过将近一年的治疗，肺部病变不再活动，但病情益加复杂。继续抗结核治疗无效。患者持续低热、心慌、自汗、胸部满闷、腹痛腹胀、食少乏力、大便溏泻，日见消瘦。曾经多位中西医诊治，越治越重。不得已请神、卜卦无所不求。最后皈依天主教，仍然日渐加重。

察其面色苍白萎黄，十分消瘦，身高175cm左右，体重大约40kg。语声低微，不断微喘，不能自述病史。脉象细数，舌淡苔白。体温37.7℃。心肺听诊无大异常。腹部稍膨隆，全腹柔韧，有轻度压痛。可闻高调肠鸣。

显然，患者有结核性腹膜炎，而且属于粘连和腹水混合型。

病史不很典型时，诊断结核性腹膜炎不是很容易。那时的实验室辅助物理和化学诊查手段，无助于诊断此病。笔者曾经亲见，某大医院把结核性腹膜炎误诊为慢性阑尾炎手术致死。看来，做医生还是需要经验。没有见过结核性腹膜炎的同道，对此病腹部触诊的典型表现可能难以掌握。教科书上称之为"揉面感"，不知道这样形容是否容易掌握。

不过，这个患者有确切的结核病史，诊断无疑问。

中医怎样认识此病呢？

笔者在旧著《伤寒论新解》中曾经指出：仲景说的"脏结"，有的很可能是结核性腹膜炎。目前西医或简称此病为"结腹"。所以，我认为古代中医可能做过病理解剖。可惜，此后的中医书中再找不到类似证。我们只能说这是虚实夹杂，以虚为主，几乎脏腑都有虚损的疾病。此证之实，以腹内积聚、胃腑气郁为主，此外均属虚证。治疗的要点是平补气血、健脾理气并略加活血化瘀药。若一味理气化瘀，必然破气，而越治越重。又，此证虽有腹水型，但施治不能重在利水。看了患者此前用过的几个方子，没有一个是重补的。难怪疗效不好。拙拟处方如下：

党参10g、黄芪15g、当归10g、白芍15g、川芎10g、熟地20g、红花5g、白术10g、茯苓10g、生山药20g、乳香3g、没药3g、桃仁10g、三仙各10g、川朴10g、甘草5g。常规水煎日一剂。

这个方子患者连续服了一年，接着又断续服了二年。在我的病人中，她是坚持服中药煎剂时间最久的。甚至，我说可以停服了，病人还是服了一段儿。她能这样坚持治疗，原因有二：

一是见轻虽慢，但一直见好。一年中，患者从完全卧床到能够坐起，再到能够下床，再到可以做简单家务，最后可以做较轻的田间劳动。

二是患者的丈夫是一个意志坚强，身体强壮又明白事理的人。妻子病重时，他的母亲也卧病在床。他要种地，还喂着牲口，加上三个孩子，负担之重可想而知。但是，他却能坚持让妻子充分治疗。没有这样的丈夫，医生不可能治好她的病。

为了减轻病家的经济负担，服上方一个月，病情稳定之后，就把方子给了病家。这样可以直接去中药批发点购药，少花些钱。

停服煎剂之后，我让患者继续服用人参健脾丸、逍遥丸或补中益气丸（**按**：现在看来，加用金匮肾气丸效果更好）。

2003 年，她的丈夫带着已经结婚的儿子来看病，说她仍在断续服用成药。

患者至 2018 年健在。

案 2　肺结核治疗不当病危

石 XY，男，64 岁，威县徐固寨村人，1996 年 11 月 6 日请出诊。

他医越治越重，宣布束手，嘱咐预备后事，病家请我出诊，勉尽人力。

患者十分虚弱，不能自述病史。家属说：本来患者还能参加较重的田间劳动，约半月前，突然开始冷热发烧、走路不稳，食少乏力。村医用感冒药不效，又输液用青霉素等数日也不效。去县医院检查，诊断为"肺结核"，即回家治疗。近 11 天来，每天输液，同时使用链霉素、青霉素、清开灵、利福平、雷米封、维生素 B6、利尿药、镇静药等。但越治越重。近十日进食很少，而且越来越少。近 2 日几乎不进食。患者自觉胸满不能食，多吐黏痰，精神日差，愈益消瘦，无翻身之力。曾有全身浮肿，已经消退。脉细弱、舌嫩、暗红、苔粘腻。血压 85/55mmHg。

仔细询问病史，得知患者发病前即食量减少而乏力，但因秋收繁忙，坚持劳动。3 年前曾患"肺炎"。

检查见患者严重消瘦，精神淡漠，面色苍白，心音弱，左肺多啰音。

辨病与辨证：

（1）患者的病是否是肺结核呢？

病史和体检所得，都不是过去最常见的浸润型肺结核典型表现。按过去结核病分型，患者的表现应是亚急性播散型。没有胸片，此型肺结核很难与其他急性感染性疾病鉴别。所以，诊断肺结核，还是要借重 X 光检查结论。近年来，由于各种因素，典型的浸润型结核病临床表现很少见。过去常见午后低热、夜间盗汗、咳痰咳血、两颧潮红、消瘦乏力、食欲不振等同时出现，现在很少见了。

（2）既然是肺结核为什么越治越重？

这是由于治疗上的失误。此前治疗上明显的错误有：

①发病之初必然用过大剂量皮质激素（一般是地塞米松），它不但导致或加重结核病播散，还导致全身水肿。

②抗结核药自然应该用，但不一定同时用三种，特别是利福平会影响食欲，开始最好不用。

③怀疑有合并感染，可以用几天青霉素，但是，使用超大剂量且同时过用清开灵、双黄连常常出现阳虚。

④使用利尿药——特别是速尿消除水肿，会使患者更加乏力、精神不好、食欲不佳。因为大剂量地塞米松导致水钠潴留的同时导致低血钾，再用利尿药会使血钾更低。而低血钾的主要表现就是乏力、精神不好、食欲不佳甚至呕吐。

（3）患者是否真的无望呢？

病情相当严重，但是，自中医看不是不治之症，自西医看不是不治之病。辨病方面不怀疑癌瘤，没有迅速危及生命的休克、大出血、高热不退、昏迷、心衰等。辨证方面，没有伤寒和温病所说的死症。

（4）自中医看是何证呢？

应是气血不足、脾不健运、胃阳不振之证。

中西医结合治疗：

西医方面支持输液、尽量补钾。

患者目前以食欲不佳、极其乏力、精神淡漠为主。已经使用大量抗结核药，不再发烧，不必担心结核继续扩散。故暂时停用抗结核药，也停用青霉素、清开灵等。西医方面只给支持输液。每天输液 2500～3000ml，其中盐水 500ml、糖 230g、钾（氯化钾）5g、维生素 C3g、维生素 B6100mg。

中医方面给以平补气血、健脾醒胃之剂。处方如下：

党参 15g、黄芪 15g、白术 10g、陈皮 10g、茯苓 10g、半夏 10g、当归 10g、白芍 15g、川芎 10g、五味子 10g、生三仙各 10g、桂枝 15g、厚朴 5g、甘草 5g、生姜 20g。常规水煎，争取每天两剂。

如上处理五日，诸症悉减，进食正常，可以下床。

于是，停止支持输液，服用中药的同时继续西医抗结核治疗。患者共服上方 24 剂。次年春天，可以继续劳动如前。

案 3　脊柱结核术后病危

戚 XW，男，28 岁，威县程志庄人，1995 年 7 月 28 日请出诊。

5 个月前，因胸 9～10 椎结核，在临清聊城地区第二医院住院手术。

术后不久，切口附近出现 3 处窦道。窦道不断流脓，每天低烧，食欲不佳，面色苍白，十分瘦弱，经常感冒，一般情况很差。更为严重的是：双下肢麻木瘫软过膝，大小便半失禁。脉象弦滑，舌淡苔白略厚。体温 37.8℃，血压 100/80mmHg。正在服用利福平、雷米封、维生素 B6、维生素 C 等，同时肌注链霉素 1g 日 1 次。

患者低烧以及一般情况不好，显然是手术打击和脊柱结核继续活动的表现，这也是为什么手术失败。近乎截瘫的表现是什么原因呢？脊柱结核可以出现截瘫——椎体破碎压迫脊髓的结果。那样，患者就几乎无望恢复。不过，该患者不是典型的截瘫，因为胸 10 椎以下、腹股沟以上的皮肤感觉正常。所以，下肢麻木瘫软和大小便半失禁，应该是雷米封的副作用所致的多发神经炎。

最近，患者去过临清的医院，院方让其再次住院。但是，病家的经济力量已经枯竭，不可能再住院，对医院也丧失信心。绝望中请我去看，希冀万一。所以，当病家听我说至少还有七分希望时，欣喜异常。处理如下：

①停用雷米封，链霉素用不用均可。加服地巴唑，继续服用维生素 B6、复合维生素 B、维生素 C 和鱼肝油。

②中药煎剂：党参 15g、太子参 10g、黄芪 25g、当归 15g、白芍 10g、川芎 15g、熟地 15g、白术 10g、茯苓 15g、生山药 15g、乳香 4g、没药 4g、陈皮 10g、阿胶 15g、桔梗 10g、川朴 6g、甘草 5g。常规水煎日一剂。

显然，中药治疗原则和上述结核性腹膜炎案，没有大区别，就是平补气血，活血化瘀，略加理气药。

如上处理一周后，病情好转。主要是体温下降，食欲改善，切口流脓减少，大小便失禁基本恢复。但是，下肢麻木瘫软完全恢复用了 3 个多月的时间。

由于病家经济困难，病情稳定之后，就让家属自己按方去药材公司批发药物。这样可以少花钱。后来将中药全方制成散剂，在保温瓶内泡服，不限量代茶饮，这样又免去煎药的麻烦。

慢性重病，病家经济困难，治疗要尽量经济简便。比如，这个患者这么年轻，有一个孩子，妻子要照顾他，无法下地劳动，经济来源枯竭。所以，除了告诉他的父亲替他照顾承包的土地，并给他力所能及的经济支持之外，还必须尽量让他少花钱。尽管如此，6 个月后，患者恢复不久，又为了挣些钱勉强做生意复发（切口再次溃破），于是又花了大约 3 个月的时间最后康复。

2006 年初夏，患者夫妇带着儿子来看营养不良，深恐儿子也患结核病。话及 11 年前，感激莫名。又称近年家庭经济情况大好，自力更生盖了新房，希望能再到他家去看看。

洪钧按：脊柱结核患者的全身情况大多不好，手术往往失败。最好能中西医结合治疗。此案若术前或术后早期恰当使用中药，即便出现窦道，也会较快愈合，一般也不会出现多发神经炎。笔者亲自做过一例腰椎（3、4）结核手术。经双下腹八字形切口，从腹膜后抵达腰椎，刮除病灶，填塞链霉素粉。术前患者一般情况相当好。术后还是出现一侧腹股沟窦道。不过，加用中药不到一个月即彻底康复。故即便患者一般情况较好，也有必要术前或术后早期结合中医治疗。

案 4　感冒误治诱发亚急性播散型肺结核

本村村民赵 YJ 之母，73 岁，2005 年 2 月 1 日初诊。

患者是我一墙之隔的邻居，全家人都很尊信我。所以，开始我不明白为什么这次拖到很危重才找我看。

原来，患者的外甥女婿在不远的地方开诊所，听说姨妈感冒了，外甥女主动送来了丈夫习惯用的感冒药。药吃下去也有效，但不断反复。这样治了大约 20 天，终于支持不住了。2 月 1 日晚 10 时左右，才请我看。

当时患者体温 38℃，却处于半昏迷状态。不能进食 1 天多，大小便完全失禁，自然完全不能自述病史。

家属已经做好了预后不良的思想和部分物质准备。但我看不是很严重。

看看所服的西药，每包 10 多个药片，其中有地塞米松 2 片。此外还有注射剂林可霉素、安痛定和地塞米松。

正值感冒流行，患者初病就是感冒没有问题，问题又出在地塞米松上。子女说：服药、扎针后就出大汗，随之热退。

然而，患者开始服药后几乎不睡，又多饥。昨天开始明显上腹不适，不能食。这更证实了病情加重是激素的副作用。加之患者明显全身水肿，面色紫红，滥用激素更加毫无疑问。

因为预定 2 月 4 日（8 日是除夕）回省城，立即连夜中西医结合处理。

西医就是支持输液 2500ml，加入青霉素 480 万单位。

中医煎剂处方如下：

桂枝 20g、白芍 15g、党参 10g、黄芪 10g、茯苓 15g、陈皮 10g、半夏 10g、附子 6g、川芎 10g、三仙各 10g、甘草 10g、生姜 15g、大枣（掰）7 枚。常规水煎即服。

输液、服药至夜间 12 点，体温升至 39.5℃，患者昏睡叫不醒。静脉给地塞米松 2mg。

2 日一早再看，黎明大汗之后，体温下降至正常。患者完全清醒，进挂面一碗，自称舒适。脉略大，舌暗红苔黄厚。故虽然暂时热退，病实未解，且热已入里。又，患者有腹泻，虽然不很严重，在伤寒却是比较难处理的问题，不可冀其数日内痊愈。

于是继续输液，使用青霉素并服中药一帖如下：

黄芩 10g、连翘 20g、葛根 20g、白芍 15g、三仙各 10g、甘草 6g、生姜 10g。

3 日早晨再看：前夜体温再度升高至 39.5℃，正在出汗，患者安睡，切耳前脉平稳，没有叫醒患者以免扰动。子女称患者夜间可以自己用便盆小便。午后患者睡醒，面带笑容，自称无大不适并连声致谢。脉象略数，舌质仍红，舌苔较前薄。未再腹泻。全身水肿基本消退，面色接近正常。

4 日一早我回省城。4 日、5 日病情不清楚。

2 月 6 日：上午电话说，患者体温仍在 38℃ 左右，昨下午稀便一次，自觉无大不适。舌质略红，苔灰黑。嘱继续支持输液，给青霉素 480 万单位，地塞米松 2mg，中药煎剂减黄芩 5g。下午电话称患者自觉继续好转，体温 37.8℃，可以进流食，未再大便。

2 月 7 日：上午电话说患者无不适（患者十分克己，故不能完全相信），进食较前多，大便略稀。体温 35.9℃，全舌苔白较厚。症状和舌象都比昨天好，但下午很可能会有反复——用激素大汗热退且低于正常，多有反复。嘱继续处理如昨天。

2 月 12 日：除夕、元旦暂停治疗 3 日，没有严重反复。但昨天和今天体温又高达 40℃，有短时神昏。来电称舌苔稍退，舌质仍红，脉象有力，烧退后进食略如常人。3 天未大便，嘱输液 1500ml，其中加用氨苄青霉素 0.8g。中药用白虎汤（按：此前腹泻，忌用此方）。

2 月 13 日：电话称发热仍不退，我看病情不能用化脓性感染解释，建议住县医院进一步诊治。

患者住院 15 天，大约第 4 天胸透怀疑有胸水，家属电话与我联系一次，我建议再照胸片，此后未再联系。3 月 13 日我返乡后，才知道下述情况。

原来，患者发生了亚急性播散型肺结核，显然是滥用地塞米松导致的恶果。

此后主要是抗结核治疗。但请读者注意，免费的抗结核"组合"（异烟肼 300mg×2 片 + 吡嗪酰胺片 500mg×4 片 + 盐酸乙胺丁醇片 250mg×6 片 + 利福平胶囊 300mg×2 粒）用量过大。患者服用数日即出现严重反应，先是严重呕恶不能食，不久心衰病危。于是停药数日加服中药调理脾胃、平补气血之剂转危为安。此后即减半服用免费的抗结核"组合"。如此半年之后，大体恢复。

2009 年，患者可以自理生活，还偶尔可以照看一下重孙女。

然而，病家为此总花费一万多元，近半年不得安宁。患者心衰病危时，一度想放弃治疗。经我力劝才服用了几天中药，幸而再次转危为安。但总的来说，其中也有我的部分责任——未能在 3 日内高度怀疑结核扩散。写在这里，希望读者不再犯这样的错误。

案 5　可怕的结核病案

李 SG，男，5 岁，威县油坊村人，2008 年 5 月 17 日初诊。

患儿于 2007 年 9 月以发烧、咳嗽起病。在本村服药、肌内注射、输液约 1 周病情反复，于是住县医院治疗。在县医院住院 6 天，诊为脑炎（病毒性？），即转入邢台市人民医院住院治疗。在那里住院 6 天，诊为结核性脑膜炎，即转入邢台市结核病医院住院。那里诊为原发性肺结核和结核性脑膜炎，住院 16 天，效果不满意，又转入河北省儿童医院住院治疗。在那里住院两次，共 100 多天，又多次门诊复查，终于不好。

2008 年 4 月 3 日门诊复查脑脊液结果是：浅黄色、微浊、蛋白定性阳性、细胞总数 $1250×10^6/L$、WBC $110×10^6/L$（参考值 0–10）、多核细胞 10%、单核细胞 90%、GLU126.8mmol/L、蛋白 1.07g/l。

2008 年 5 月 8 日的头颅 CT 结果是：检查描述：原诊左颞点状低密度阴影，脑积水：本次平扫示：左颞可见点状低密度阴影（同前），脑室系统扩张，脑沟裂不宽，中线结构物无移位，与 2008/1/9 片比较无明显变化。诊断结果：左颞点状低密度，脑积水。

2008 年 5 月 8 日最后一次门诊复查脑脊液结果是：WBC $260×10^6/L$、

N85%、C15%、葡萄糖1.35mmol/L、蛋白2.05g/l（未见化验单，其余脑脊液检验结果不详）、医生在病历本上写的是：较上次脑脊液检查结果细胞数增加，糖降低，蛋白增高。建议到北京儿童医院进一步诊治。

于是，病家立即去了北京。

总之，说此案可怕，不是结核病多么可怕，而是患儿在约8个月中先后在县、市、省四家医院住院，花费近七万元，不但没有治好，且病越治越多。最后去北京儿童医院就诊，那里还是让他住院，病家再没有财力，也失去了信心，于5月16日从北京回乡，次日就诊于我。

假如您是患儿的父母，这么长时间奔走求医，花这么多钱，只有这一个子女（病家因此获准生第二胎），最后还是凶多吉少，必然早已战战兢兢。

这时就诊于我，对我也有些压力，不过，我看不是很严重。

这么长时间的病史，家属不可能记清详细诊治经过，最好参看全部住院病历复印件。但是，由于要交出病历复印件才能在"新农合"部分报销药费，患者的多数住院记录都交上去了。好在漏下了第一次在省儿童医院住院时的出院小结如下：

入院时情况：

患儿李SG，男孩，4岁，主因间断发热。咳嗽伴呕吐一月于2007－10－14日入院。查体T37℃，R22次/分，P106次/分。神志清晰，精神反应可，全身皮肤无黄染，无皮疹及出血点，双瞳孔等大正圆，对光反射灵敏。颈抵抗，咽充血，双肺呼吸音清，未闻及干湿啰音，心音有力，心率96次/分，律齐，未闻杂音，腹软，肝脾未触及。四肢肌力正常，膝腱反射正常存在，左侧巴氏征阴性，右侧巴氏征阳性。

住院诊治经过

患儿病例特点：4岁男孩，1个月来间断咳嗽、呕吐，3天前呕吐较前频繁，时有头痛；当地查胸部CT示：原发性肺结核。检查头部CT示：脑内多发异常信号，基底池周围脑膜及小脑幕多发样硬化，脑脊液白细胞总数增高，多核为主，蛋白阳性；入院后查体：咽部充血，双肺呼吸音清，无啰音，心音有力，无杂音，右侧巴氏征阳性。入院后检查：血沉28mm/h，肝功能ALT98u/L，AST102u/L，GRP8.5mg/L。血常规WBC7.7×10^6/L，脑脊液检查回报：无色透明，蛋白弱阳性，细胞总数210×10^6/L，白细胞70×10^6/L，多核24个，单核46个，氯119.9mmol/L，葡萄糖

2.12mmol/L，蛋白 0.55g/L，墨汁染色阴性，未发现抗酸杆菌。胸片示：右肺门模糊。头颅 CT：双侧大脑半球及脑干多发大小不等片状低密度影，幕上脑室扩张。诊断：1、原发性肺结核；2、结核性脑膜炎。治疗上：1、先后给予头孢曲松、氯霉素、环丙沙星、青霉素抗感染；2、异烟肼、利福平、吡嗪酰胺、链霉素联合抗痨治疗；3、补充氨基酸、多种维生素加强支持疗法；4、给予三磷酸胞苷二钠营养脑细胞，甘露醇静推减低颅内压力；5、鞘内注射异烟肼、地塞米松共 11 次。6、甘草酸二钠、葡醛内酯保肝将酶。11 月 19 日检查脑液：无色透明，蛋白阴性，细胞总数 $90 \times 106/L$，白细胞 $10 \times 10^6/L$，多核 1 个，单核 9 个，氯 119.9mmol/L，葡萄糖 2.21mmol/L，蛋白 0.23g/L。12 月 3 日复查脑脊液回报：无色透明，蛋白阴性，细胞总数 $1220 \times 10^6/L$，白细胞 $270 \times 10^6/L$，多核 70%，单核 30%，氯 124.9mmol/L，葡萄糖 3.56mmol/L，蛋白 0.54g/L。复查肝功能及电解质正常，头颅 CT 示：幕上脑积水，左颞叶点状低密度影。患儿目前无咳嗽、头痛、呕吐，颈部抵抗已经明显减轻，共住院 51 天，好转出院。

出院时情况

患儿无发热、头痛、呕吐，精神饮食可，大小便正常。查体：颈部无抵抗，咽无充血，双肺呼吸音稍粗，未闻及干湿啰音，心音有力，心率 118 次/分，律齐，腹软，无压痛，肝脾未触及，双侧巴氏征阴性。

出院诊断

1. 原发性肺结核 2. 结核性脑膜炎

出院医嘱

继续抗痨治疗：异烟肼 0.2qd（日 1 次）利福平 0.15qd（日 1 次）链霉素 0.25gqod（隔日 1 次）乙酰唑胺 0.15gbid（日 2 次）吡嗪酰胺 0.125tid（日 3 次）强地松 10mgqd.。12 月 6 日减为 5mg 日 1 次。

1 周后来院复查脑脊液

住院医师：辛 SX 主治医师：辛 SX2007－12－4

我相信，患儿第二次住儿童医院还是大体如上治疗的。

在邢台市人民医院和邢台市结核病院的治疗原则也不会有大出入。

不过，这里先不讲西医治疗中的得失，而先说一下患儿初次就诊于我时的情况、我的处理以及近期疗效。

患儿精神萎靡，面色黎青，明显虚肿，多毛发和细胡须。走路不稳，弯腰困难（需慢慢蹲下），但神志清楚，很合作。头痛不明显，近 10 天没有呕吐。体温偶可达 37.5℃。家属说他食少，但食后无大不适。二便、睡眠可。脉舌象可。手足心发热。心肺查体无大异常，腹部平坦柔软，无压痛。肝脾未触及。无颈抵抗。巴氏征阴性。已经停用链霉素 3 个月，正在服用雷米封、利福平、吡嗪酰胺、乙酰唑胺和泼尼松。其中泼尼松每 3 天口服 1 次 5mg。其余用量如出院医嘱。

处理如下：

人参 10g、党参 10g、黄芪 15g、当归 8g、白芍 10g、川芎 8g、熟地 15g、怀牛膝 10g、白术 3g、苍术 3g、五味子 8g、陈皮 10g、桂枝 15g、茯苓 10g、生三仙各 10g、生甘草 3g、生姜 15g。常规水煎日 1 剂。

补中益气丸 9g 日 2 次

金匮肾气丸 9g 日 2 次

泼尼松减量为每 3 日口服 1 次 2.5mg

洪钧按：上方就是大补气血之剂——略加活血、利气、消导药。

读过上述病案之后，对此案的中医处理原则应无疑义。患儿明显气血不足也没有什么疑问。只是，他还有多毛发和细胡须并虚肿——长期使用地塞米松和泼尼松所致——但不是很严重。上方已经有参芪归地和桂枝、茯苓，不必再使用附子、泽泻等温阳利水——用上亦无不可。他的精神萎靡的原因之一也是长期使用皮质激素的结果。走路不稳和弯腰困难主要也是皮质素的副作用——肌肉萎缩所致。此外还需注意的是，患儿长期使用大剂量的抗痨药，也会损害肝脏而影响食欲和消化。上方在对抗这一副作用方面也肯定有好处。

6 月 17 日三诊：精神、体力、食欲、食量均明显大好。虚肿基本消退。面部和口唇周围毛发减少。走路、弯腰、蹲踞起立大体正常。脉舌象大体正常。近 20 天来体温未超过 37℃。泼尼松已经停用 1 周。患儿很乖，他服中成药有些困难，但服煎剂很顺利——他说中药味道很好。家长颇感欣慰。

继续服中药煎剂如上。其他抗痨药，剂量减半。

洪钧按：5 月底至 6 月 16 日我赴香港参加学术会议，但上方一直是每天 1 剂。到目前为止的疗效应该说相当满意。

患儿第一次就诊时我就说过：既然西医治疗这么长时间效果不好，我不赞同再去复查脑脊液或再做其他西医诊治，但家长愿意去我也无权禁止。

6月23日四诊：一般情况大好。体温一直正常。饮食、二便、睡眠均好。除不严重的盗汗外，无自觉症状。快步跑似乎不很稳。脉舌象正常。患儿还是很乖：主动和周围的人说话而且有礼貌，思路清楚。

今天证实了我的估计：家属说，患儿第二次住省儿童医院时，西医治疗和第一次基本相同。

读者不难看出，加用中药治疗35天来，西药一直在减量，患儿的病情大好。没有任何理由认为近期内会有大反复。假如2周后病情继续好转，基本上即可认为此病近愈。

讨论：

1. 患儿初次就诊于我时，医院的诊断是否可靠呢？

答：应该说可靠，但不全面，他们至少没有说明患儿为什么会得此病。

为了让西医同道对此案了解更清楚，下面附上患儿在北京就诊的记录。

首儿科专家门诊：

特诊：08年5月12日，李SG，男，4岁（洪钧按：患儿不足5周岁，故这里写的是4岁）。07年9月患病毒脑炎，抽二次，无昏迷。在当地住院治疗，约半年后出院，诊断："结脑"。目前智力正常，行走乏力。5月8日腰穿治疗：细胞数940，白细胞260。未烧。一般可，??（＋），脑征（－）。双肺呼吸音粗。腹软。NS（－）。R：CT，脑室扩张。血常规＋CRP。市儿童结核科×××（专家签名）

阅外院片：头颅（洪钧按：指河北的CT）：幕上脑室扩张。室旁脑白质密度减低。左侧外囊处及右侧尾状核头部外侧脑实质内可见低密度灶。回脑室饱满。颅底脑池模糊不清。中线结构未见异常。印象：上述所见考虑为：结核性脑膜脑炎；梗阻性脑积水合并室旁水肿。

胸片：右肺下叶背段胸膜下可见高密度阴影；右肺门增大；腔静脉后淋巴结肿大；心影正常。印象：考虑为肺TB，原发综合征。

上述均请结合临床及其他检查综合分析定性。×××（CT医生签名）

血常规＋CRP结果：WBC4×10^9/L，HGB124g/L，C蛋白反应小于1。（余略）

又一专家写的是：结脑、肺TB，治疗8月……结脑合并脑积水；肺结

核……住院钱不够，回当地治疗。×××（另一专家盖章）

以上专家的记录很简略，还有几个字看不清，但内行人能懂，我也无法代专家写详细。

总之，河北儿童医院和北京儿童医院的诊断基本相同。

不同的是：河北：结核性脑膜炎；北京：结核性脑膜脑炎

北京的更准确。即脑部不仅仅脑膜受侵袭，脑也受侵袭。左侧外囊处及右侧尾状核头部外侧脑实质内可见低密度灶，就是这里有结核病灶。

2. 那么，患儿为什么会得结核病而且又发生结核性脑膜脑炎呢？

答：肺结核原发性综合征，是通过呼吸道感染的。尽管家属没有结核病史，还是可以因为接触其他人感染。不过，原发性综合征绝大多数不会很严重，也很少见扩散。即便不经抗痨治疗，多数最后只剩下右肺尖很轻的纤维化——其中可以有结核菌潜伏，也可以没有。该患儿去年9月发烧可能是肺结核原发性综合征，但更可能是上感。当然，即便是上感，此前也患过原发性综合征。不过，假如那时不使用皮质激素，即便不用抗痨药，一般也不会加重结核活动并扩散。一旦使用皮质激素，又不使用抗痨药，结核扩散就是必然的。

所以，患儿在威县医院时，已经有了结核亚急性播散——不仅仅肺、脑膜和脑受损，只是肺部和脑部更明显一些。脑膜和脑内有病灶，只能是血行播散的结果。

3. 前医的处理有何不当呢？

答：村医只会用大剂量皮质激素和非抗痨的抗菌药不必说，县医院怀疑病毒性脑炎也会处理如上。试看首次住省儿童医院还是首先用头孢曲松、氯霉素、环丙沙星、青霉素抗感染，就知道不是把抗痨放在第一位。其实，用这些药害处很大。特别是不该使用氯霉素。再加上口服泼尼松的同时，鞘内注射地塞米松，皮质激素用量太大。于是，用了多种大剂量的抗痨药却效果不好——最后的脑脊液化验和CT都显示结核在活动。特别是脑脊液，几乎是脓血性的。这就是为什么主管医生慌了神。最后是，使用的抗痨药种类太多，剂量太大。这样，似乎对结核杀灭作用大，但对机体免疫力损伤更大。须知，没有机体免疫力，任何药物都不可能消灭感染。

4. 最近可否完全停用抗痨药呢？

答：既然肯定了结核病诊断，不能完全停用。但两周后即只用雷米封和乙酰唑胺，而且用量只有住院时的 1/2。持续使用一年左右，其间可以换用其他抗痨药。

5. 患儿的预后如何呢？梗阻性脑积水会因为中西医结合治疗消除吗？

答：就目前结果来看，应该说预后不错。至于脑积水，我略有不同看法。

患儿的脑室扩张主要是右脑室。如果仔细看患儿，会发现他的头很偏——小时候没有把头睡好——右侧远比左侧大。这样就会在几处 CT 片上显示右脑室远比左侧大，而非脑积水所致。假设如此，患儿的脑积水至少很轻。此外还要想到的是，多次鞘内注射地塞米松和雷米封，必然影响脑室——一般是使脑室扩大。加之全身营养不好，也可能如此。但愿我的判断是对的。不过，即便真有梗阻性脑积水，经如上治疗也不是不能好。试看，至今一直明显好转，完全没有脑积水加重的表现，就更乐观一些。

6. 您肯定目前好转就是加用中药，西药减量的结果吗？

答：上述记录很清楚，没有其他解释。如果有的读者还是不信，只好请他碰到此类患者时如此用药（中药可以照用上方）自己看结果了。当然，最好做一次有对照的临床观察研究。可惜，我没有条件。

情志病治验

问：情志病是什么意思呢？

答：这是中医概念，即内伤七情所致的疾病。

问：七情就是情志吗？

答：古人有七情五志之说。

问：七情五志都见于《内经》吗？

答：不但作为术语的"七情"不见于《内经》，"喜怒忧思悲恐惊"连写，也不见于《内经》。"五志"作为术语，也不见于《内经》，但是，五志的内容连写见于《内经》。即："天有五行御五位，以生寒暑燥湿风，人有五藏化五气，以生喜怒思忧恐。"（《素问·天元纪大论篇第六十六》）

问：情志病相当于西医的什么病呢？

答：情志相当于西医说的精神和心理，故情志病相当于西医所谓精神或心理因素导致的疾病。

问：如此说来，不是可以把情志病看作精神病吗？

答：严格说来，是的。

问：可否反过来说：精神病就是情志病或心理因素所致的疾病呢？

答：按照新近的西医精神病学，不能这样说，因为当代精神病学认为，导致精神病的因素不完全是精神或心理因素。不过，我个人倾向于"精神病就是情志病或心理因素所致的疾病"。比如，最好不把醉酒、老年痴呆、脑外伤或大脑发育障碍等所见的精神障碍看作精神病。

问：中医诊治情志病，也要念念不忘辨四证吗？

答：是的。情志病是内伤病——七情五志过度损伤了脏腑，故一般而言，情志病本质上是虚证。虽然有气有余即是火或五志化火之说，却远远相对少见。躁狂型精神病常见的弃衣而走、登高而歌、不食数日、逾垣上

赵洪钧临床带教答问

屋、妄言骂詈，不避亲疏，自然应该看作实证，但是，长时期如此，必有正夺。

问：情志病该如何进行病因治疗呢？

答：主要是心理治疗，即心病还须心来医——包括纠正不良行为。

问：此外呢？

答：最好是中西医结合的药物干预。请参看以下病案。

案1　生大气病危

姜××，男，43岁，威县人，2000年10月7日初诊。

起病是因为妻子怀疑他有外遇，而且当众羞辱他。

患者对病因非常清楚，但是，就诊10多次，药物和心理同时治疗大约3月才基本恢复。

首次就诊时，已经在当地乃至省医院治疗2月，不但没有好转，反而加重。主要原因是：某省会医院的医生毫无道理地怀疑他患有癌瘤。

自称开始以腹部胀满为主，并有失眠、食少。就诊前又添严重烦躁，欲外出急走。又全身游走性憋胀疼痛，心悸，甚至有濒死感。神情倦怠而烦躁，面色晦暗，脉滑，舌暗红、苔灰黑。体温、血压正常。胸腹部检查无异常。

处理如下：

柴胡8g、当归10g、白芍15g、白术8g、茯苓10g、薄荷4g、连翘5g、生甘草5g、香附8g、川芎10g、乌药5g、丹参10g、三仙各10g、红花3g、陈皮10g、半夏8g、川朴5g。常规水煎日一剂。

逍遥丸6g日2次

香砂养胃丸6g日2次

奋乃静片2mg、安定片5mg每晚服

10月13日再诊：诸证悉减，可以自己骑自行车就诊。

此后曾有反复，特别是其间丧父，一度反复较重。但总的来说，比较顺利。

第二次就诊时他就说明了生气的具体原因，我不但给他做了解释，还设法专门给他的妻子做了一次工作。

2007年9月30日附记：今天患者又来就诊，起因主要不是精神因素，但他担心旧病复发。他又补充了7年前的病史如下——因为当时的原始记录太简单，上文没有述及：

原来，当时某省级医院给他的诊断是胆道肿瘤，而且高度怀疑恶性，让他住院手术。手术效果如何，医院毫无把握。加之，家庭经济困难——他有 3 个儿子，都还小，是借的钱去省城看病。故虽然亲属为他办好了住院手续，他自己还是坚持回家。回家后他买下了一瓶安眠药，准备自杀，被他的妻子发现。此后才就诊于我。

这次他的病先是劳累和阴囊湿疹，因为治疗不当，近 20 日不愈。加之他的第 3 个儿子就要结婚，需要积极准备，于是自昨天始两肋憋胀，全身游走性攻疼，下腹和腰骶部尤其严重。又严重失眠。一般情况可，脉舌象大体正常。

处理如下：

柴胡 8g、当归 10g、白芍 15g、川芎 8g、白术 10g、茯苓 10g、甘草 5g、薄荷 3g、川朴 8g、陈皮 15g、三仙各 10g、香附 8g、桂枝 15g。常规水煎日一剂。

逍遥丸 6g 日 2 次

舒乐安定片 2mg 睡前服

不难看出，处理原则与上次初诊略同。我相信，效果还是会好的。

有必要再说一下此次患者的病和为什么就诊。

主要还是患者的心理素质不太好并且与 7 年前的病有关。

原来，那时他曾经问我能否彻底治愈。我说可以。他又曾经问我可否保证 20 年没有问题。我说敢保 10 年。这些话我都忘了，他却牢记在心。他之所以问我是否能够彻底治愈，是因为某省医院高度怀疑他患了癌瘤，而癌瘤一般是不可能彻底治愈的。其实，即便不是癌瘤，也不能保证 10 年没问题。但当时要给他信心——即便出了意外，病家也不会因此打官司。

现在快 10 年了，劳累、忙碌，加之半月多病不好。他越想越紧张，于是前一天突然加重——类似 7 年前的表现。他的妻子也很紧张——她忘不了 7 年前丈夫准备自杀，于是大雨天急忙催促丈夫就诊。

病家对我很遵信，还有一个原因：5 个月前，他们的长媳婚后不孕，就诊一次就怀了孕。这也是此次我才知道的。

总之，医家的信誉对心理问题的疗效很重要，但信誉却不是单靠心理问题处理得当树立起来的，故医家的硬功夫（相对于心理治疗而言）也是越多越好。只是希望读者明白，即便你的专业是外科，也不是只有硬功夫就算得上"上工"

案 2　癔症歇斯底里

吕 SL，女，42 岁，威县郭安陵村人，2007 年 4 月 28 日初诊。

上年农历 8 月初生气后突然晕厥不支，即急诊住县医院按心脏病治疗。出院后数日，再次生气后头痛剧烈，又住邢台市医院先后按急性脑血管病和心脏病治疗。出院后继续在当地服中药，但自觉气不足息日重。于是服中药的同时输液按心脏病治疗。治疗仍然无效。除气短、打嗝外，自觉极其乏力。于是又多方治疗。近来因为两乳憋胀服药无效，又去邢台市医院检查为乳腺增生。总之，近半年多来从未间断治疗也从未大好。反而是病越治越多。不但不能下地劳动，家务也完全不能做。心情烦躁，经常卧床不起。好在食欲、睡眠尚可。据称，发病后体重增加。患者微胖，一般情况可。脉象弦滑略数，舌淡紫有淤点。血压正常。

处理如下：

柴胡 8g、当归 10g、白芍 15g、白术 6g、茯苓 10g、薄荷 4g、川芎 10g、香附 10g、五味子 8g、党参 10g、桂枝 15g、三仙各 10g、生甘草 4g。常规水煎日一剂。

逍遥丸 6g 日 3 次

香砂养胃丸 6g 日 3 次

同时告诉她，她的病就是生气所致的"气乱"——身体有点乱套，根本不是病，也不是乳腺增生，更不是急性脑血管病。

5 月 3 日再诊：面有喜色，自称症状大部消失。服上方前三日有多饥，昨天始不再烦躁。脉舌象接近正常。继续服上方。

这次患者又详细说了一遍发病时的感觉和此前的类似病史。

原来，患者每生大气就容易出现歇斯底里样发作。前些年较轻，一般经过针刺就能缓解。此病欲犯时，先是不能控制的剧烈抽泣，几分钟之内就会感到手足麻木自手足尖向上蔓延。迅速四肢或瘫软或僵直不能动。自觉心里明白，但不能说话。眼不能睁，气不足息，有时似乎呼吸停止，可以持续半小时或更长的时间。

上述表现是相当典型的歇斯底里大发作。俗话或称"气死了"或"气得背过气儿去了"。有的患者可以有无脉或严重心律紊乱，也可以有明显的血压下降。这就是为什么县市医院都曾经按心脏病抢救。

其实，欲鉴别是否歇斯底里很容易。除了近期（首次一般是数小时内，也可以数日内）有严重"生气"之外，只要看看患者的双眼能否掰开即可。

洪钧以为，歇斯底里发作，是一种保护性反应。这时患者处于自闭或潜意识状态。他会紧闭双眼，不让掰开。还可以通过暗示方法鉴别。

如果能通过劝慰（即对她表示强烈支持和同情）让患者大哭一场就会好转。有的人不必大哭也会较快好转。

针刺人中、合谷、十宣等针感强烈的穴位也大多有效。

此外，民间还有其他强刺激法。生活经验多的人，都知道上述处理原则。

然而，该患者却被怀疑为"心脏病"到处就诊、两次住院。其间，必然做了不计其数的辅助检查。实际上没有一种辅助手段有助于诊断歇斯底里。

案3　生气后失音

刘 YZ，男，40 岁，威县大高庙村人，2006 年 5 月 31 日初诊。

近 2 年常感乏力，又难入睡而易醒。去年春天一次饮酒后完全失音，至今说话费力且沙哑。

这样简单的主诉难得要领，于是问发病原因，特别是曾否生气。

果然，前年因为家庭纠纷有苦难言而失眠、乏力。

去年春天因心绪不佳喝闷酒之后失音。

不但如此，失音之初在县医院做 X 光检查，告知他有肺结核且怀疑肺癌，于是惶惶不可终日。去省医院的排出了肺癌，才略感放心。

但乏力、失眠、说话费力一直不好。曾多次服用多种西药完全无效。服三位中医的中药 30 多剂亦无明显疗效。进食尚可，常有吞酸，二便无大异常。患者还可以做不太重的体力劳动。

体型中等，略见神情淡漠而恍惚。尺肤湿润，脉象滑而无力且略数。舌质略暗，苔白略厚。血压 110/80mmHg。处理如下：

党参 10g、黄芪 15g、五味子 10g、柴胡 5g、当归 10g、白芍 15g、川芎 5g、桂枝 15g、茯苓 10g、陈皮 10g、半夏 10g、升麻 5g、白术 5g、桔梗 5g、三仙各 10g、甘草 5g、生姜 20g。常规水煎日一剂。

逍遥丸、补中益气丸各 6g 日 3 次

刺五加 3 片、谷维素片 30mg 日 3 次

奋乃静片 2mg、安定片 5mg 睡前服

上方煎剂和成药用意相同，就是疏肝气的同时补中益气。西药亦无

特殊。

虽然开了这么多药，但明确告诉患者，要想病好主要不是靠药物。为此，给他做了将近一个小时的解释工作。要点是：①此病完全因为不如意所致；②根本不怀疑癌瘤，也没有任何实质性病变；③多方解释处理家庭纠纷的原则，他很信服；④告知陪同就诊的妻子，如何帮助丈夫尽快摆脱不良心态。

6月7日再诊：自觉明显好转，脉象舌象也见好。处理如前。

9月11日三诊：自称再诊后大体康复，近来因为劳瘁感到头晕。今天刚在县医院照胸椎片和脑多普勒超声，无明显异常。一般情况好，脉舌象大体正常。血压120/80mmHg。处理如前。

9月16日四诊：病情稳定，自觉不如初次就诊疗效显著。详细询问得知，此次发病因为出了一次小交通事故，赔了对方一些钱。心情不好，立即发病。看来，恶性精神刺激仍然是主要病因。再次给以解释并服上方。

案4 神经性咽炎

郑RH，女，45岁，威县麻固村人，2007年12月8日初诊。

咽部憋胀、胸闷、口舌干燥加重半年多。又有多年胃不好，常吐酸水。又曾怀疑乳腺增生，B超可疑。又曾化验排除过糖尿病。常感精神不佳，郁郁不乐。自己按摩身上，到处可以引起打嗝。又自己怀疑有甲状腺肿瘤，做B超未能证实。饮食可，大便干，小便勤，腰痛，睡眠不佳。体型中等略瘦，面色萎黄，神情抑郁，语声低微。脉可，舌梢嫩。触诊甲状腺不可及。血压110/80mmHg。

处理如下：

川朴8g、半夏10g、苏叶10tg、茯苓10g、生姜15g、五味子10g、柴胡6g、当归10g、白芍10g、川芎8g、香附8g、陈皮15g、桂枝20g、三仙各10g、生甘草4g。常规水煎日一剂。

逍遥丸6g日2次

12月13日再诊：病大好。守前方。

洪钧按：患者是典型的神经官能症，目前以慢性咽炎为主要表现。自中医看是梅核气——肝郁气滞所致。仲景治此证就有半夏厚朴汤，即上方煎剂的前五味。一般说来，只开这五味已是正治。我认为，强化疏肝解郁可能更好。故加用逍遥散，且同时用上成药。此证不重却相当难调理，关键是患者非常多疑而恐惧。她做了那么多检查化验从来没有大异常，还是认为病多。故一定要解除她的顾虑。就诊时再三明说、暗示她没有实质性问题。临走前，她问有何禁忌，我说切忌不高兴。总之，一定要把病情淡化。你多次说她没有大毛病她可能听不进去，一次怀疑她可能有什么毛病她就会长期不能释怀。

也可以加用西药谷维素、刺五加，睡眠很不好也可使用抗焦虑西药。

案5　心因性问题

段 GY，女，57 岁，住威县城内，2008 年 1 月 9 日初诊。

患者满面愁容而且焦躁，说话紧张，进入诊室坐下就伸手让切脉。我说：请先告诉我哪里不舒服，越详细越好。她说：经常发作心悸将近一年。目前白天终日心悸不止，夜间自己可以听到怦怦响的心跳。又食少纳差，胸胁胀满。隔几天就要严重心慌不支一次，需要紧急治疗，甚至住院抢救。曾经在县医院、邢台市三院住院，又去省医院做过多项检查，从无明确诊断。曾经按神经官能症、冠心病、更年期综合征、慢性胃炎等治疗无效。服药之外，还曾经多次按摩，亦无效果。正在服用多种治疗冠心病的药物。

当然，患者说的话还要多得多而且无条理。

她基本说完后，我问：是否记得确切的发病时间？自己是否知道最可能的原因？

答：记得很清楚。第一次发病是在去年腊月十六。当天和儿子生了点气。约 2 小时后，突然感到严重四肢无力、心慌气短、眼看不支。于是急症住县医院按冠心病抢救了 3 天好转出院。

问：您和儿子真生大气了吗？

答：和孩子不是真生大气，但那之前不久和别人生了大气。

看来，病因很清楚。好在她睡眠尚可，否则会更加严重而且难治。

她还说：近一年来，她多次急性发作，家属一直紧张而且要紧急应对，加之多方求医，又没有明确的诊断，家属也开始麻木了。特别是她的丈夫，甚至有些烦。这次就诊就是女婿带她来的。

查其脉象沉弦，舌暗苔白略厚。血压 126/86mmHg。处理如下：

柴胡 6g、当归 10g、白芍 15g、党参 10g、陈皮 20g、茯苓 10g、半夏 10g、五味子 10g、川芎 8g、怀牛膝 15g、香附 8g、生龙骨粉 15g、生牡蛎 20g、生枣仁 15g、远志 6g、钩藤 20g、乌药 8g、生三仙各 10g、生甘草 5g。水煎日一剂。

逍遥丸 6 克日 2 次；香砂养胃丸 6 克日 2 次

谷维素、刺五加片各 3 片日 2 次

取药的同时，继续和她交谈，总之让她理解她的病就是心理问题所致，不会有生命危险，要想好，必须不再生气而且不要过于担心自己的病。甚至告诉她：只要从郁闷和恐惧中解脱了，病自己就会好。

患者在一定程度上放下了包袱——愁容消退，面有喜色。她说，下次来会详细告诉我最初是怎么生的气。

医生看病不是为了听故事或者好奇，患者不愿意告诉你的情节不必问。若愿意告诉你，则耐心听。患者的不良感受得以倾诉，而且被理解、支持、安慰，就是心理治疗。

自中医看，该患者目前有心脾两虚和脾胃气滞。

结果一诊大好。

医理心典

问：医理心典是什么意思呢？

答：是我对基础的、重大的医学理论问题的心得。

问：证治纲领所述不是重大中医理论问题吗？

答：自然也很重要，但是，总不如医学总论、中医要旨、西医概说等更基础。

问：心典中也有比较接近临床的吗？

答：有的。如输液要点、仪器略论、脉诊真诠、辨病辨证等。

问：为什么本书把基础理论问题放在后半呢？

答：原因或目的有二：一是本书重在临床；二是本书重在中医。重在临床故目录之后就是"临证真传"；重在中医故"临证真传"中分类列举的病案主要自中医角度说理。

医学总论

问：医学属于自然科学还是属于社会科学呢？

答：按照生物模式的医学概念，医学完全属于自然科学。

问：什么是生物模式的医学呢？

答：生物模式的医学指仅仅把人看作生物。在这样的模式内，疾病就是由于物理、化学和生物因素而使机体的构造或机能偏离常态。预防就是使用物理、化学和生物手段避免出现偏离常态。治疗就是使用物理、化学和生物手段使机体回归常态。防治手段就是物理、化学和生物学手段。总之，这种医学模式不考虑人的社会性和心理对健康的影响。

问：那么，还有其他模式的医学吗？

答：当代医学是生物－社会－心理模式的。它不仅把人看作生物，还重视社会和心理对健康的影响。这样的医学不完全属于自然科学。或者说，除自然科学属性之外，当代医学还有心理学和社会科学的属性。

问：我国高等教育有文科、理科之分，您认为医科应该归入文科呢，还是归入理科呢？

答：如果一定要在文理之间取其一，医学取理而不取文，即医学应该归入理科。理科知识对医学来说更重要，医学生首先必须有足够的理科知识，不过，文科知识对医学生来说也是越多越好。

问：那么，如何定义医学呢？

答：按照生物模式的医学定义，医学就是物理、化学、生物学和数学在人体生命现象上的应用。按照生物－社会－心理模式的医学定义，医学就是物理、化学、生物学、数学、社会科学和心理学在人体生命现象上的应用。

问：还有其他定义吗？

答：有的。如：医学是人类同疾病做斗争，提高健康水平争取长寿的知识体系。再如：医乃仁术，或医学是救死扶伤的技术和艺术。再如：医学是防病治病之术。不过，就把握医学的科学本质（亦即把握医学与其他科学的关系）而言，这几个定义不如上面的定义好。

问：如此说来，学医不是很难吗？

答：是的。由上述定义可知，要想学好医学，必须先学好物理、化学、数学、生物学、心理学和有关社会科学。这也是为什么，全世界的高等医学教育入学门槛都比较高且学制都比非医学教育长。

问：为什么会这样呢？

答：这是因为医学研究的对象——人体生命现象是最复杂的自然现象，了解这样的现象，必须预先具备最全面的自然科学知识。加之人的社会性也是最复杂的社会现象，人的心理活动也远比其他生物复杂，于是，真正理解人体生命现象，几乎需要预先掌握一切自然、社会和心理知识。于是，当代高等医学教育必然学制最长。即便如此，学好当代医学还是很难。

问：我国曾经快速培训大量基层医生（赤脚医生等），他们大多没有完成中等教育，您怎样看待他们呢？

答：他们曾经对迅速改善基层——尤其是农民的卫生保健水平做出极大贡献。不过，那是特殊时期（一穷二白、缺医少药）的解决办法。时至今日，全国都需较高水平的医生。换言之，今后的中国医生，都应该接受完整的普通中等教育和高等医学专业教育。没有较好完成中等教育的人，不可能学好当代医学。中学学得好，还要学好医用物理、医用化学、医用数学、医用生物学等基础课，才有可能学好当代医学。望诸位有自知之明。如果你没有完成中等教育，务望设法自修，因为本书不能帮助诸位从中学知识学起。

问：以上所论似乎限于现代医学，中医也是这样吗？

答：中医也是各时代诸种学术在人体生命现象上的应用。只是，中医发轫时期为战国秦汉。想真懂中医，需要了解当时的相关学术与文化精神。

问：生当今日，要熟悉二千年前乃至二千年来中国的传统学术与文化精神，不是很困难吗？

答：治学从无捷径。如果说有，就是前人研究整理的著作。高等中医教材，就是研究整理的结果。只是教材还有明显不足。诸位有心深造中医，请参看旧作《近代中西医论争史》《内经时代》《中西医结合热病学史》《伤寒论新解》《中西医结合二十讲》及《医学中西结合录》等。其中尤以《内经时代》《伤寒论新解》《中西医结合二十讲》为要。

问：学习发轫于二千年前的中医，也需要良好的当代中等乃至高等教育基础吗？换言之，当代科学、医学乃至其他文化修养，也有助于学好中医吗？

答：这是毫无疑问的。我的比较详细的看法，请看旧作《中西医结合二十讲》自序。

问：医学有中西之分，莫非中西医完全是两回事吗？

答：中西医研究的对象和目的是一样的。

问：何以见得呢？

答：《内经》说："道上知天文，下知地理，中知人事，可以长久。"（《素问·气交变大论》）换成现代语言定义中医，就是：中医是研究人体生命现象与自然和社会的关系，从而保证健康长寿的学问。可见中西医研究的对象和目的是一样的。

问：它们之间有什么不同呢？

答：主要区别有四：即①天人观不同；②哲学倾向不同；③理论形态不同；④前期积累的经验不同。但须说明，天人观和哲学倾向不同只是相对的。

问：请对这四大区别略做进一步交代好吗？

答：在天人关系方面，中医崇尚自然，顺应自然；西医则藐视自然，控制自然。在哲学方面，中医倾向于阴阳辩证论，西医则倾向于单因子因果关系论（**按**：接近形而上学的机械唯物论）。中医的理论形态是自然哲学的，西医的理论形态是实验科学的。中医在数千年中积累了丰富的单味和复方生药知识，至今还主要使用生药；1900年左右西医完成现代转型时，抛弃了此前积累的有关知识，目前最常用的西药，多数是人造的。

问：中西医的上述区别主要是时代造成的呢，还是不同的文化背景所致呢？

答：主要是时代造成的。当代医学和当代科学精神一致。它们都始自西方的文艺复兴。那时的时代精神是：摆脱宗教束缚，蔑视教条，提倡个性解放，突出人的地位，拷问自然并向自然要真理。中医奠基于战国秦汉,主要受阴阳五行化的儒家和道家思想影响,其中天人相应思想最突出。详说请见"内经撮要"和旧作《内经时代》。当然也有文化传统导致的中西医不同。比如,至今中国人比较崇尚调和,这就是儒家提倡中庸和道家崇尚自然无为的文化传统影响。再如,中国的自然地理环境、人文环境和长时期稳定发展的古代农业,是古人认识那么多生药的地理和人文条件。

问:如此说来,医学就是一套非常复杂的理论,掌握了这套理论就是掌握了医学,对吗?

答:不对。医学不是纯理论科学,而是应用科学。凡应用科学,都包括理论和技术两方面。应用科学之所以能够解决实际问题,就是它们的理论能够转变为应用技术。技术要实地操作,故医学不但要有理论、有技术,还要有经验。古人云:博涉知病,多诊识脉,屡用达药,就是强调经验重要。

病人找医生主要不是为了获得深奥的理论说明,而是让医生解除痛苦。

所以,检验医学理论的最后标准是疗效。直到今天,医学还常常以成败论英雄。一个江湖术士,使用土单验方或秘方治好了专家治不好的病,在这点上就要承认江湖术士比专家高明。不过,时至今日,这样的事例已经非常少见。更多见的是,一般群众也认为,理论水平高的专家会有常人不可及的技术或技巧。

问:尊意是说尽管医学是应用科学,技术很重要,至今还常以成败论英雄,但是您还是强调理论的重要性,因而希望我们学好理论,是这样的吗?

答:是的。至少我认为,理论更重要。

问:学好了理论和技术而且能实践,就是一个好医生吗?

答:还不是。医学研究的对象是人、人的生命,是最典型的直接为人服务的学问,它必然负载着高尚的伦理和道德精神。好医生首先应该是一个高尚的人。医生的精神境界或医德比他的医学理论和技术水平更重要。

问:怎样才算是医德高尚呢?

答:最高尚的医德古时有孙思邈一心普救含灵之苦,现代有白求恩毫不利己,专门利人。这样的人才称得起大医。楷模在此,愿与诸位共勉。如果说,难以做到人人都有最高尚的医德,请大家坚守医家的道德底线。

问：什么是医生的道德底线呢？

答：就是要诚信，要把病家利益放在第一位。

问：可否讲具体点呢？

答：为医可以行善，可以积德，可以谋生，断不可致富。如果以医疗为致富之道，医疗即等同于商业，医生即等同于商人。那样的医生，必然以追求最大利润为第一目标。心思都用在市场、广告、营销方面，就谈不上医德。况且，热衷广告、获利的人，必然少有工夫读书，也必然难得在技术上精益求精。他们的技术必然平庸甚或虚假。那样的医生不过是医界小人，众生蟊贼。诸位可群起而攻之。

问：那么，做医生难道是为了追求贫困吗？

答：医生不会比群众还要贫困而有衣食之忧。医生获得中等生活水平是很容易的事，而且应该到此为止。过此以往，必然因为盘剥患者所致。

问：先生常常提倡中西医结合，到底如何理解中西医结合呢？它的意思是：$1/2 + 1/2 = 1$ 或 $1 + 1 = 1$ 吗？

答：关于中西医结合，我曾经如下说：

中西医结合的全面而准确的内部含义应该是：中医学与整个当代科学技术结合。

怎样才能实现，中医学与整个当代科学技术结合呢？

就是：通过西医这一捷径，借助现代科学，使中医的理论和技术得到现代解释、充实并提高。换言之，就是全面找到中医、西医和其他现代科学之间的共同语言，因之中医的科学性得到当代科学的认可。

为什么非要中西医结合呢？

我看道理很实际也很浅显。

病人要的是疗效，医生的责任是治好病。一套办法治不好，就用两套。两套办法协同得好，就是中西医有机结合。

我相信，绝大多数同道本人、子女和父母得了病，都不会为了"信仰"拒绝中医或西医。单用中医或单用西医治不好，中西医结合着治好了，是很实际的选择。假如是自己开业，能中西医结合治病，对自己和病人都有益无害。

又，古人云：一事不知，君子之耻。中国的西医完全不了解中医或反之，应该感到惭愧。所以，尽管不可能要求一切同行全面精通中西医，在本职范围内，尽量多了解并掌握一些最邻近的学科的理论和技术并融会贯通，不能算是对中国医生的苛求。中国的医家互相了解最方便，没有任何必要画地为牢自我限制。能结合而不结合或有意无意地排斥中医或忽视西医，对社会不好，对病人不好，对自己不好，对自己的亲友不好，对医学发展也不好，显然很不明智。

问：人们说：西医就是当代医学，对吗？

答：不完全对。在当代世界上，占主导地位的医学确实是中国人说的西医，但是，最好能知道这种医学是起源于西方的。这样才能更好地理解，我国中西医并存的历史、文化和科学含义。

问：我国中西医并存有什么历史和文化含义呢？

答：其历史含义指：西医是十九世纪初才开始传入中国的。那之前，古印度医学和古阿拉伯医学曾经部分传入中国，但是，对中医影响很小。十九世纪中叶之后传入的西医，对中医造成很大的震动。又，西医传入中国是西方文明向全世界传播的组成部分。从文化角度看，西方文明向全世界传播又是资本主义社会制度、价值观念向全世界传播的需要。可以说，地球一体化的过程，就是从那时开始的。

如果追溯中西医更早的历史和文化含义，就要追溯到人类文明奠基时期。

旧作《近代中西医论争史》说："人类文明史上有四大文化发源地，即黄河流域——产生了华夏文化；尼罗河流域——产生了古埃及文化；两河流域——产生了古苏美尔、巴比伦文化；印度河、恒河流域——产生了古印度文化。再简单一些，可分为东方文化和西方文化两大系统。以上四大文化摇篮都属于现代概念的东方。差不多可以和这四大文化并列的古希腊文化，受古埃及和两河文化的影响很大。几千年来，无比纷繁的人类文明史，主要是由这几支古文化发展、演变出来的。"

问：西医就是源于古希腊文化吗？

答：是的。但须知，古希腊医学后来经历了古罗马和古阿拉伯阶段，最后经历文艺复兴完成了向近现代医学过渡。在这个过渡中，甚至早在文艺复兴之前，古希腊医学就融合了古埃及流域、两河流域和古阿拉伯医学。所以，中国人说的西医，实际上是除了中国和印度（**按**：古印度实际上也和西方有过一定程度的融合，从略）以外的所有文化中孕育的医学。这就是为什么当代欧洲、非洲、南北美洲和大洋洲——或者说除了中国、印度及其周边国家之外——都是西方。现在，欧美等地没有传统医学，那里更倾向于把中国人说的西医看作传统医学、主流医学或正统医学。大约近20年来，中医开始走出国门在欧美等地出现，且被视为补充或替代医学。

中医要旨

问：什么是中医呢？

答：中医是中国的传统医学。它肇基于大约二千年前，此后又经过不断地充实。它有丰富的经验知识，但是，就其理论形态而言，还是自然哲学的。

问：自然哲学是什么意思呢？

答：自然哲学指对自然所做的哲学解释，是现代自然科学的前身。从自然科学角度看，自然哲学是与实证科学或实验科学相区别。从哲学角度看，它是探讨自然而非人生的哲理。自然哲学主要是从常识或不严密的观察出发，得出一些普遍信条用以解释自然。

问：中医理论中有哪些普遍信条呢？

答：主要有四：即①阴阳学说；②五行学说；③天人相应学说；④气和气化学说。

问：说它们是普遍信条是什么意思呢？

答：就是最一般的规律或普适性原理的意思。如《内经》说："阴阳者，天地之道也。"又说："天地之间，六合之内，不离于五，人亦应之，非徒一阴一阳而已。"就是极其典型的把阴阳、五行当作普遍信条。

问：这些信条都是从常识或不严密的观察得出的吗？

答：显然如此。比如，古人看到："先王以土与金、木、水、火杂，以成百物。"（《国语·郑语》）就提出五行说。

问：古人如何用五行学说解释人体呢？

答：古人认为，万物都是五行构成的，人也是五行构成。只不过，人所得乃五行的"秀气"——精细且优良之气的意思。再进一步，古人把五脏配五行，就形成《内经》（后世中医略同）五行化的脏腑学说。五行配五味，药物分五味，就形成《内经》（后世中医略同）的五味所入的脏腑补泻理论。

问：由五行学说得出的上述理论可靠吗？

答：基本上不可靠。当代中医实际上不按这些理论治病，尽管教科书上还如上讲基本理论。

问：阴阳、天人相应和气化学说，也大都毫无可取吗？

答：不是。与五行学说相比，它们的理论和实用价值更大一些。

问：那么，如何看待阴阳呢？

答：关于阴阳学说的详细拙见，请看旧著《中西医结合二十讲》的第二讲。

简单说来，阴阳思想教导人们用阴阳一分为二的观点认识问题。它对中医影响深远，至今还是中医理论的优势特色。中医的正邪学说、八纲学说、补泻学说，甚至六经、卫气营血学说都鲜明地体现了阴阳思想。这些理论不但方便实用，而且可以补西医之不足。

问：如何看天人相应呢？

对此最好在"内经撮要"中较详细地交代，请在那边提问。

问：如何看气和气化学说呢？

关于气和气化学说，请参看旧著《中西医结合二十讲》第一讲。这里只引几句要点。

气这个具有中国特色的哲学概念，在古人那里有比较牢固的经验基础。日常生活中，最常见的液体蒸发和固体燃烧过程，都是物质从有形到无形的过程。万物生长发育，则是从无形到有形的过程。有形的本意，是肉眼可见的意思。肉眼不可见之后，是否还有进一步构造呢？气化学说没有深究。虽然有元气、精气、清气、浊气等说，而且，古人显然知道，无形之气还带有原来有形之物的性质（如挥发后的气味等），但没有进行进一步猜测或思辨。因而，没有从气引申出原子论从而复活墨家思想。

那么，气是否有类似今日基本粒子那样的含义呢？这点也不明确。只在解释宇宙生成时暗含此意。太虚之气要变为万物，第一步是分为阴阳二气。此前的气，应该是无区别的。我们可以理解为基本粒子，也可以理解为类似所谓"以太"或"场"等物质存在形式。

总之，应该说，气包括一切微观物质。

据此，怎样理解"气化"一词呢？显然就是现在说的物理变化和化学变化，而且主要指肉眼不可见的那些过程。我们已经可以借助物理、化学（对医学来说是生理学和生化学）基本上说清这些变化究竟是怎么回事了。

问：中医还有哪些理论呢？

答：主要有：脏腑学说、经络学说、药物学说、方剂学说、病因学说、诊法学说、养生学说和运气学说等。其中作为理论硬核的是脏腑学说和经络学说。

问：为什么说脏腑学说和经络学说是中医理论的硬核呢？

答：因为这是中医关于人体构造和生理的基本理论，相当于西医的解剖生理。

问：如此说来，脏腑学说和经络学说就是中国古人解剖所得吗？

答：基本上不是，尽管古人可能这样认为。

问：尊意是说古人完全凭空捏造吗？

答：也不是。这两个学说有一定的经验或解剖基础，但是，它的体系却主要是受当时自然哲学的阴阳、五行、天人相应和气化学说激发和同化的结果。

比如，脏腑学说的主体是五脏六腑。古人确实看到过其中的主要脏腑，对消化道（胃、大小肠）等很直观的脏器的构造和基本功能的认识也是对的。但是，对心、肝、肺的认识则很模糊。于是不得不借助自然哲学等推理建立体系。

问：按照尊见，如何看五脏六腑之说呢？

答：此说既受阴阳思想指导，也受五行学说激发，但更受天人相应思想统帅。换言之，五脏六腑说就是天人相应的人体构造。较详细的说明，请看"内经撮要"此处从略。

问：尊意如何看经络学说呢？

答：经络的本意就是血管。古人不但看到或摸到绝大多数的表浅大静脉和大动脉，也知道血液就在血管内运行。

问：古人认为心脏是血液循环的中心吗？

答：不是。中医的经络体系或经络学说认为气血在经络内循环，但不是以某脏腑为中心。古人可能认识到心脏在循环中的重要性，故说：

"心主脉"（《灵枢·九针论》）"心主身之血脉"（《素问·痿论》）

"诸血者，皆属于心"（《素问·五藏生成篇》）"胃之大络，名曰虚里，出于左乳下，其动应衣，脉宗气也。"（《素问·平人气象论》）

"脉宗气"——脉运行的主要动力，显然指可以看到的心尖搏动。

假如，古人认识到"脉宗气"就是心脏搏动所致，古代的血液循环理论就接近成熟了。可惜不是这样。

问：那么，经络学说是怎样形成的呢？

答：简言之，经络学说是在相当有限的解剖知识基础上，主要靠阴阳、五行、天人相应思想推演出来的体系。其中，天人相应思想的影响尤其明显。

问：为什么会这样呢？

答：这是由于，构造理论时，中国古代的哲学自然观，如阴阳、五行以及和这两种观念密切相关的天人相应思想起到激发、同化和吸附作用。在这个过程中，不是哲学自然观迁就经验知识，而是按照哲学自然观的模式增加经验知识中没有的东西。

问：何以见得经络系统是天人相应的体系呢？

答：古人并不隐瞒自己的观点。如：

《灵枢·经别》说："人之合于天道也，内有五脏，以应五音、五色、五时、五味、五位也；外有六腑，以应六律，六律建阴阳诸经而合之十二月、十二辰、十二节、十二经水、十二时、十二经脉者，此五脏六腑之所以应天道也。"

《灵枢·阴阳系日月》说："黄帝曰：余闻天为阳，地为阴，日为阳，月为阴，其合之于人奈何？岐伯曰：腰以上为天，腰以下为地，故天为阳，地为阴。故足之十二经脉，以应十二月。"

上述引文应是十二经脉说定型之后的说法。由这两段话就能明白，十二经脉说不过是为了与十二月相应。

此外，还有别的天人相应经脉论述。

比如，《素问·阴阳别论篇》如下说：

"黄帝问曰：人有四经，十二从，何谓？岐伯对曰：四经应四时，十二从应十二月，十二月应十二脉。"

此话也应该出于十二经完成之后。"十二月应十二经"是清楚的。与四时相应的"四经"是什么呢？大约是冲任督带。

《灵枢·五十营》还有二十八脉说。

为什么要二十八脉呢？因为要应天周二十八宿。即该篇所谓"人经脉上下、左右、前后二十八脉，周身十六丈二尺，以应二十八宿。"其算法大约是手足十二为二十四，再加冲任督带。其余的脉，就不管了。

此说还见于《灵枢·卫气行》。这两篇都有大段文字讲人气运行如何与太阳运行相应，不再引。

更有甚者，为了与天六地五相应，早期经络学说只有十一脉。那时不但没有手厥阴脉，手少阴脉也没有穴位。

《灵枢·邪客》说："手少阴之脉独无腧何也？……少阴独无腧者不病乎？"

于是，经文不得不做些自相矛盾的解释。

总之，经络的本意虽然是血管，最后形成的经络分布体系却是出自天人相应的推理。

问：穴位等也是天人相应的吗？

答：是的。详说见"内经撷要"。

问：如此说来，至今公认的十二经脉、奇经八脉等大多是为了满足天人相应而想象或主观安排的吗？

答：据以上所述，除非认为经络与循环和淋巴无关——即经络不运行气血，而且确实是现在根本没有认识到的天人相应构造，只能说多数经络是为了满足天人相应而想象或主观安排的。

试看所谓十二经脉、督脉、任脉、带脉等没有一条与动静脉走行相符。

至于《难经》第一难说："十二经皆有动脉"更是错误的。按照现代循环、淋巴解剖生理，不可能如此。遍查内难更不能证明十二经皆有动脉。这样推论来的穴位等数目，也不可能得到解剖生理证实。

显然，主要用天人相应思想认识或解释人体构造和生理，已经不能被当代人接受。人体构造和生理，与不包括生命的天地之间有极大的距离。阴阳、四时、五行、六气、十二月、365日等规律，远远不足以填充天人之间的空白。人体基本上不是这样与天地同构（即天人相应）的。即不能说天有四时，人有四经；天有五行，人有五脏；天有六气，人有六腑；天有十二月，人有十二经；天有三百六十五日，人有三百六十五个穴位等推论是正确的。

问：那么，目前中医的真正价值在什么地方呢？

答：它的理论价值见上面所问如何看阴阳学说。它的实用价值就是辨证论治的理法方药简便实用，且至今对不少疾病还有很好的疗效。详说见"临证真传"。

问：尊意认为，中国古代医家，实际上掌握了哪些解剖生理知识呢？

答：据我所知，古代医家掌握的解剖生理知识以"内景赋"最为全面且简明扼要。也可以说，"内景赋"是最简明的"中医（理论）要旨"。不过，虽然"内景赋"中的解剖生理知识比《内经》所述多一些，也更准确一些，却还是在天人相应、阴阳、五行和气化学说统帅下的体系。谨把它附在下面：

内 景 赋

尝计夫人生根本兮由乎元气，表里阴阳兮升降浮沉。出入运行兮周而复始，神机气立兮生化无休。经络兮行乎肌表，脏腑兮通于咽喉。喉在前，其形坚健，咽在后，其致和柔。喉通呼吸之气，气行五脏；咽为饮食之道，六腑源头。气食兮何能不乱，主宰者会厌分流。从此兮下咽入膈，脏腑兮阴阳不侔。五脏者肺为华盖而上联喉管；肺之下，心包所护而君主可求。此即膻中，宗气所从。膈膜周蔽，清虚上宫。脾居膈下，中州胃同。膜联胃左，运化乃功。肝叶障于脾后，胆腑附于叶东。两肾又居脊下，腰间有脉相通。主闭蜇封藏之本，为二阴天一之宗。此属喉之前窍，精神需赖气充。又如六腑，阳明胃先。熟腐水谷，胃脘通咽。上口称为贲门，谷气从而散宣。输脾经而达肺，诚脏腑之大源。历幽门之下口，联小肠而盘旋。再小肠之下际，有阑门者在焉。此泌别之关隘，分清浊与后前。大肠接其右，导渣秽于大便；膀胱无上窍，由渗泄而通泉。羡二阴之和畅，皆气化之自然。再详夫脏腑略备，三焦未言。号孤独之腑，擅总司之权。体三才而定位，法六合而象天。上焦如雾兮，霭氤氲之天气；中焦如沤兮，化营血之新鲜。下焦如渎兮，主宣通乎壅滞；此所以上焦主内而不出，下焦主出而如川。又总诸脏之所居，隔高低之非类；求脉气之往来，果何如而相济。以心主之为君，朝诸经之维系。是故怒动于心，肝从而炽。欲念方萌，肾经精沸。构难释之苦思，枯脾中之生意。肺脉涩而气沉，为悲忧于心内。惟脉络有以相通，故气得从心而至。虽诸脏之归心，实上系之联肺。肺气何生？根从脾胃。赖水谷于敖仓，化精微而为气。气旺则精盈，精盈则气盛。此是化源根，坎里藏真命。虽内景之缘由，尚根苗之当究。既曰两肾之前，又曰膀胱之后。出大肠之上左，居小肠之下右。其中果何藏？蓄坎离之交姤。为生气之海，为元阳之窦。辟精血于子宫，司人生之夭寿。称命门者是也，号天根者非谬。使能知地下有雷声，方悟得春光弥宇宙。（见张介宾《内经图翼》1965 年人卫版，129～131 页）

西医概说

问：医学总论中，已经扼要地介绍过西医，这里还想说什么呢？

答：我想比较具体地说明西医或当代医学与其他学科的关系，以便朋友们更好地明白什么是西医以及如何学好西医。

问：可否先提纲挈领地交代一下呢？

答：可。实际上，"医学总论"中已经交代。即：西医学是物理、化学、数学、生物学、心理学和部分社会科学在人体生命现象上的应用。换言之，当代西医学是当代大科学的上层组成部分。其他一切当代科学都是当代医学的基础。当代医学和当代科学在科学精神和科学方法方面完全一致。就科学发展角度看，医学不可能离开其他科学独自发展。于是，没有足够的自然科学和社会科学知识，不可能学好西医学。

问：如此说来，要想学好医学，必须先学好物理、化学、数学、生物学、心理学和部分社会科学，于是当代高等西医教育一定要招收高中毕业生，而且要继续学习上述学科，是这样的吗？

答：是的！不仅如此，按照我的看法，学好基础最重要。这是因为，基础学得好，临床课相当容易自学，而基础课大多很难自学。如果在校期间没有学好基础或者根本没有相应学历，涉及基础的临床问题就永远不是真懂。其实，学习任何学科乃至做任何事情都是这样：打好基础，别的就好办了；打不好基础，什么都不可能办得很好。

问：当代高等医学教育的课程设置如何体现尊见呢？

答：当代高等医学教育的课程设置可以分为四大部分，即①自然科学基础课；②前期医学基础课；③后期医学基础课；④临床医学课。自然科学基础课包括高等数学、普通物理、医用物理、无机化学、有机化学、分析化学、胶体化学和生物学等；前期医学基础课包括大体（系统）解剖学、组织学、胚胎学、人体生理学、生物化学等；后期医学基础课包括病理生理学、病理解剖学、微生物学、寄生虫学、药理学、内科学基础等；临床课就是内、外、妇、儿、皮肤、传染病、眼、耳鼻喉科等。我当年学的六年制课程设置大体如上，目前至少应该在前期医学基础课中加上分子生物学等。为了体现生物－社会－心理医学模式，至少还应该增设医用心理学、医学伦理学和卫生经济学等。至于体育、外语、计算机技术课等也是高等医学教育所必设，但是，就知识结构来看，它们和医学没有直接关系。

问：当代医学知识体系的结构如何体现尊见呢？

答：当代医学知识体系可分为：正常人体形态学、正常人体机能学、病理人体形态学（即病理解剖学）、病理人体机能学（即病理生理学）、病因学、诊断学和治疗学。欲真正把握正常人体形态，必须对动植物，特别是动物的形态有较好的了解。比如，人、哺乳动物和鸟类的心脏构造都是两心房两心室，这种构造的优越性只有了解了爬行乃至更低级的动物的心脏构造才能体会更深。至于人类大脑皮层最发达，更是人类本质的构造基础。所以，医学生要学好生物学。把握正常人体机能，也最好先了解动植物体机能，且必须先有物理和化学知识，因为人体生理学就是正常人体物理学，生物化学就是正常人体化学。这就是为什么，医学生要先学那么多物理和化学。病理解剖学就是异常的人体形态学，病理生理学就是异常的人体生理学。可见，正常人体形态学和正常人体机能学（可通称为正常人体学）是医学生的最重要的知识。而要想学好正常人体学，必须有扎实的数理化和生物学知识。这就是为什么当代高等医学教育要设那么多基础课，而且我认为学好基础很重要。

问：可以举例说明当代科学知识对掌握当代医学的重要性吗？

答：这样的例子不胜其多故触目皆是。如目前最常见的高血压病，必须有压力概念才能理解。至于压力单位用 kpa 和 mmHg 表示有何不同，只有学好中学物理才能清楚。为说明人体构造、生理、生化和病理，当代医学必须使用几乎一切物理和化学概念或原理。从以下随意举出的一些当代医学中的名词和术语，就不难看出，数理化知识对学好当代医学多么重要：

身高、体重、体温、（呼吸和心跳）频率、葡萄糖、单糖、多糖、淀粉酶、蛋白酶、脂肪酶、必需氨基酸、糖尿病酮症酸中毒、碱中毒、血红蛋白、人血白蛋白、球蛋白、纤维蛋白、转氨酶、胃酸、呼出二氧化碳、氧气、非蛋白氮、尿（血、胃液）PH 酸碱度、二氧化碳（或）氧分压、一氧化碳中毒、高山病、潜水医学、航天医学、血清 K（和 Na、CL、Ca、Mg 等）、循环动力学、血液流变学、X 线、CT、MR、B 超、彩超、心电图、脑电图、肌电图、维生素 C（还有很多维生素）、渗透压、晶体渗透压、胶体渗透压、等渗盐水、碳酸氢钠、脂肪乳、辅酶、乙酰乙酸、乙醚、乙醇、酸中毒、碱中毒、高能磷酸键、胆固醇、甘油三酯、生物氧化、自由基、离子浓度、三羧酸循环、遗传、免疫、细胞、细胞器、染色体、DNA、RNA、病毒、免疫球蛋白、营养三要素（蛋白质、脂肪、糖）、营养七要素（蛋白质、脂肪、糖、水、盐、其他矿物质和微量元素、维生素、纤维素）、能量转换、摩尔、毫摩尔、放射性、同位素、色盲等。

显然，没有足够的物理、化学和生物学知识，上述名词都不可理解。

问：我们还想请您用另一种方式说明上述问题。有人说，人体与机器截然不同，了解机械原理无助于了解人体。这种看法正确吗？

答：人体与机器确实有很大的不同，但不等于截然不同。比如，机器需要能量维持运转，人体维持生命活动也是如此。再如，机器需要克服摩擦力，人体的一切宏观运动也无不要克服摩擦力。再如，机器有热胀冷缩，人体也是如此。再如，机器需要遵循动力学原理，人体的血液循环首先要遵循动力学原理。总之，把人体和比较复杂的机器类比固然不可能真正完全认识人体，但是，如果连比较复杂的机器的知识也没有，更不可能认识人体。现在有了机器人，更说明人和机器之间没有绝对界限。实际上，当代医学和医生一刻也离不开机械或机器，有关说明请看"机械唯物"题目中。

问：有人说，人体生命现象与物理现象截然不同，了解物理原理无助于了解人体。这种看法正确吗？

答：上一问实际上包括在这个问题之内。说人体生命现象与物理现象截然不同，必然不正确。除了上面说过的摩擦、热胀冷缩和能量之外，在人体内起作用的还有几乎其他一切物理原理。比如，质量、密度、杠杆、重力、虹吸、压力、温度、速度乃至声、光、热、电、磁等概念和理论都是了解人体生理所必须。至于眼睛中的光学原理，耳朵中的声学原理，以及心脏、大脑、肌肉和神经中的电学原理都是有关器官和组织得以实现其功能的基本原理。总之，物理学不能完全解释人体生命现象，但是，不懂物理学则完全不能认识人体生命现象。

问：有人说，人体生命现象与化学现象截然不同，了解化学原理无助于了解人体。这种看法正确吗？

答：不正确。人体生命现象与化学现象固然有很多不同，但是，其中有很多化学现象。比如，组成人体的物质，必然是自然界的化学元素。人体内有数不清的化合物。人体摄入食水和空气而后代谢的过程就是物理和化学过程，其中化学过程尤其重要。缺铁性贫血、氟中毒、地方性甲状腺肿（缺碘）和微量元素缺乏等诊断，用的完全是化学术语。蛋白质、酶、生物氧化都是化学理论在人体上的直接应用。总之，就科学的内在联系而言，生命现象更多的是化学现象。医用生物化学就是讲解人体这个巨大而复杂的化学反应器中的化学现象。近一百多年来，对医学发展促进作用最大的是化学。如当代科学尖端——分子生物学，特别是众所周知的 DNA 技术，就是化学在医学（和其他生命科学）上的应用。

问：请举例说明生物因素如何影响人类健康？

答：这大概是没有学过医的人都知道的。最普及的常识应该是不少微生物和寄生虫侵袭人体。此类疾病被称为"感染性疾病"，多半个世纪以前，它们是人类健康和生命的第一杀手。目前，此类疾病已不太重要，但是"非典"也曾经闹得中国人大恐慌多半年。

问：微生物总是对人体健康不利吗？

答：显然不是。毫无疑义，没有消化道内共生的微生物，人不能生存。应该从生态学的角度看人与微生物的关系。微生物首先是人依存的重要环境条件之一，而且不仅是消化道内需要微生物。

问：请举例说明，社会因素也会影响人类的健康吗？

答：比如，富人群体和穷人群体容易罹患的疾病会不同。不能温饱的人，一般不大会因为热量摄入过多而肥胖，富人中则比较多见。同理，在生产力和生活水平很低下的古代，过度营养以及相关的高血压、动脉硬化、心脑血管病和糖尿病等都比现在远远少见。近20多年来，中国人的高血压病、心脑血管病和糖尿病等发病率增高的速度和中国经济发展速度大体平行，也是社会因素影响人类健康的典型例证。工业社会中，交通和工伤事故的高发，更是古代社会不会有的现象。还有，近二三十年来我国性病和吸毒沉渣泛起，完全是社会因素所致。总之，社会因素影响人类的健康的例子不胜其多，也不是什么深奥的现象，只要您有社会医学的概念，就会随时看到。

问：请举例说明，心理因素对人体健康的影响。

答：通俗地说明这一点，只需举一些很常见的汉语名词、俗语或谚语即可。如：人逢喜事精神爽；心宽体胖；心旷神怡；心病还须心来医；积劳成疾；思虑过度；呕心沥血；殚精竭虑；心疲力竭；酒逢知己千杯少，话不投机半句多；相思病；情人眼里出西施；无气不生病；气从心头起，恶向胆边生；气死人；吓死人；鬼迷心窍；怒发冲冠；痛心疾首。

上述词语有的很古老，从中不难看出，古人的常识很重视心理因素对健康的影响，故希望诸位注意，不要学了几年当代医学却忘记了心理因素也可以致病和治病。对多数当代人来说，心理状态往往是最重要的影响健康的因素。

输液要点

问：可否用一句话中西医结合地概括输液呢？

答：可。就是：这一手段是绕过了（常常因为不得不绕过）脾胃运化，直接向经脉中补充水谷之精气（包括水、盐、糖、氨基酸、维生素、ATP 和脂肪乳等），也是直接输入本来要经过脾胃运化的药物（已有多种静脉用的单味和复方中药制剂，西药种类更多），还可以直接补充"人之神"的"血气"（血液及其制品）。

问：如此说来，输液是中医完全应该认同的治法。那么，输液很重要吗？

答：是的。输液理论和技术，是当代医学的重大进展。它使医家在抢救某些危重疾病时，有了全新的、常可夺造化之功的手段。严重呕吐、腹泻导致的重症脱水（30 年前在我国还很常见）；大面积烧伤导致的严重体液丧失；各种原因导致的长期不能进食水；外科急腹症和各种急性大出血等，没有比较成熟的输液、输血手段很少获救。恰当输液、输血，常有夺命之效。

问：可以略述输液简史吗？

答：早在 20 世纪之初，就有生理盐水静脉滴注，但很少用。输液比较普及，是在 1940 年代中期之后。这是由于直到这时，有关输液理论、制药技术和输液设备才解决得比较好的缘故。再加上这时抗生素发明，1940 和 1950 年代成为西医临床疗效飞速提高的时期。这时的西医，才称得上现代医学。

和输液密切相关的输血手段，初步成熟于第一次世界大战期间，故广泛使用输血手段是在 1920 年代之后。于是，输液和输血相得益彰。

不过，直到 1965 年左右，我国县以下医疗机构中还很少输液。这是由于，不但当时我国多数基层医务人员理论水平不足，输液药品和设备也很少。

问：先生把输液与输血并论，莫非输血也可以看作输液吗？

答：是的。只不过"血液"这种"以奉生身，莫贵于此，独得行于经隧"的液体不是人造的。

问：输血时需注意哪些问题呢？

答：关于输血的适应证以及输血前的合血等，请看书。目前的血液都是血库采集制备好的，可以直接使用。但请记住，紧急情况下，没有血库血，需自己采血、输血时，除采血时使用抗凝剂、少量生理盐水或葡萄糖溶液之外，不要在要输的血液中加入任何药物。

问：静脉营养是否也可以算作输液呢？

答：显然是的。近年我国也逐渐普及了"静脉营养"。这是对输液疗法的补充和完善。长期的"静脉营养"要通过中心静脉，需要专用设备和不太复杂的手术。不过，几乎一切"静脉营养"制剂，都可以通过外周静脉输液。于是，当代医家有了更完备的输液手段。

问：输液为什么有夺命之效呢？

答：如果一言以蔽之：这是由于输液能把强有力的外因直接变为内因。

稍微详细点说，可分为四点：

①常识都知道，大量失血，人不死也很危险。这时输血显然是最有效的治法。又，血液不但是人体中最活跃的体液，正常血容量更是维持正常循环所必须。其中所含的营养要素和其他生物活性物质，也最为全面。故凡严重营养不良，特别是低蛋白和各种免疫力严重低下，都可以输血。至于严重贫血和血小板减少等，输血也是最立竿见影的疗法。

②如果机体因为各种原因导致严重内环境紊乱，失去全部或大部分调控、代偿能力，其他手段不可能帮助内环境恢复常态，输液可以迅速有效地直接干预、纠正，使之恢复。

③机体长期不能进食水时，输液提供了前所未有的，保证基本营养以维持生命活动，从而争取治疗时机的手段。

④当机体需要大量或多种药物快速干预时，输液能使多种药物不通过消化道，也不通过肌肉或皮下，大量快速又可控制地进入血液循环，从而分布全身或到达预期器官。

问：如此说来，不是应该大力推广输液疗法吗？

答：任何先进的治疗方法，都不是可以随意采用的。输液这种夺命手段必须恰当使用，否则会适得其反。这就要求医生必须首先在理论上过关，而后还必须在实践中不断充实。

问：那么，正确输液需掌握哪些知识呢？

答：输液理论差不多是西医理论中最复杂的。掌握这一理论，首先要求扎实的生物化学知识。较好地掌握生物化学，又要求扎实的无机、有机、分析、物理、胶体化学知识。药理知识——实际上多是药物化学知识——也必须扎实自不待言。所以，即便较好完成正规高等医学教育的人，如果有关知识不全面、不能融会贯通，遇见复杂情况就会处理不当。加之，有关病理情况变化迅速，需要随时把握，调整措施，于是，即便大医院的资深大夫，对此处理不当的情况也不少见。

最考验医生关于输液的理论知识和技术水平的病种是：大面积烧伤、急性肾功能衰竭和重症急腹症等。它们常导致严重水电解质平衡紊乱、严重酸碱平衡紊乱，而且患者较长时期不能进食。这时又常常并发严重休克（部分急性肾衰因为严重休克发生），对输液水平的要求就更高。

问：据我们所知，时下输液太普及了。那么多没有完成高等教育的医生动辄输液，每天给几个、十几个病人输液。有的病人连续输液一个月或更长，很少见意外而且常常疗效满意，尊论是否有点神乎其词、危言耸听呢？

答：是的！目前确实不把输液看得那么神秘了。特别是随着大液体质量普遍提高，一次性输液器迅速普及，许多药物直接制成静脉滴注制剂，输液的安全性、简便性远非 20 多年前可比。"打吊针""打提溜儿""吊瓶子""吊水""输水"这些口语方言的出现，说明各地的老百姓也很熟悉输液了。甚至可以说，如果不让输液，很多医生就不会治病了。换言之，输液已经成为当今多数医生自认为最熟悉、最拿手，因而最常用的手段。

尽管如此，不恰当的输液还是很常见。虽然多数不恰当，不至于立即出现重大意外或事故，滥用输液的倾向还是很值得注意。

问：目前我国滥用输液疗法达到什么程度呢？

答：简言之，我国人均消耗大液体的数量是美国人的 100 倍。

"据有关部门公布的统计数字，2006 年，全国医药企业累计生产各类大输液达 52.6 亿瓶，每个中国人平均约有 4 瓶，而去年美国人均消耗输液仅约 0.04 袋。

中国使用大输液较多（**洪钧按：显然不是较多**）与国情有关。不少中国老百姓相信：去医院"挂水"后病会好得快一些，而口服固体制剂的作用要慢一些。

相反，西方人却不大愿意接受输液治疗而更倾向于使用对人体更安全的口服制剂。中西两种不同的用药观念，决定了我国输液产品市场在今后很长时间里仍将保持增长势头。"（《医药经济报》2007 年 10 月 12 日第 4 版）

我以为，国人人均消费的大液体是美国人的 100 倍，显然不是病人造成的国情，而是医界普遍严重误导的结果。这里提供的数字是很令人吃惊的。诸位必知，输液中还要输入大量其他药物。其中很多是非常昂贵的。于是，可以断言，国人人均消费的很多西药，也是美国人的 100 倍。

问：为什么会出现这样严重的误导呢？

答：只能是市场化的医疗使很多医生为了赚钱造成的。普遍滥用输液疗法不仅在治疗上出现许多严重问题，也给国民经济造成严重污染。希望诸位不要滥用输液。

问：请讲一下输液要点好吗？

答：好的。下面正式讲输液要点。

1. 输液的种类

按照目的不同，目前流行的输液可以分为三种。

1.1　用药输液：即打吊针主要不是为了输入大瓶子里的液体，而是治病所用的药物必须或目前流行先溶解在大液体里，而后"输液"。用医学术语说，这叫："通过静脉滴注药物"。目前最常见的这种输液，一是多种抗生素、抗菌药用于治疗感染性疾病（注意！大都是感冒因而常常是滥用）；二是预防、治疗脑意外和促进脑意外后遗症恢复的很多药物这样用。

自然，这种输液量不大，一般不超过每天 1000ml。单纯为了使用抗生素等抗感染药，一般不超过 500ml。

1.2　支持输液：主要用于进食不足或完全不能进食水的病人。输液是为了支持营养、维持生命活动以争取治疗时间。医学术语称这种输液为"支持输液"或"支持疗法"。

1.3　纠正输液：即打吊针主要为了纠正内环境紊乱，比如脱水、酸中毒、低血钾等。对这种输液，医学界似乎还没有通行的术语。

当然，同时出于两种或三种目的的输液也不少见。纠正输液，就是在同时支持输液和用药输液。

2. 关于用药输液

2.1　病情较轻，完全没有营养问题的（注意！盐和水也是营养要素，特别是水，常比别的营养更重要），液体尽量少用，即液体内的药物浓度不超过说明书的要求即可。

2.2　注意某些药物不可同瓶输入，故须预先参看药物手册。

2.3　高浓度的药物，输入不宜太快，最初 10 分钟左右尤其要慢（**按**：开始是快速输入 20ml 左右，而后减慢，观察 10 分钟左右），以便早期处理可能出现的不良反应。此后也要按照要求的速度滴注。结束前十分钟左右最好也慢一些，让机体适应。

2.4　有心、肾功能不全的病人，液体更要尽量少用，特别是少给盐（包括氯化钠、氯化钾、碳酸氢钠等）。比如，最常用的青霉素类，就不是非用盐水溶解不可，笔者常用 5% 的葡萄糖溶解。此类患者输液速度更要慢一些。

2.5　若没有心、脑、肾问题，既然费事输上液，加上 10% 葡萄糖 500ml（限于成人，且同时加入氯化钾 1.0g、维生素 C1.0g）比较好。

2.6　但也不要太慢。常见有人昼夜不停才输入不足 1000ml 液体。病人完全没有时间下床，不但很疲劳，护理也困难。具体如何掌握，不是几句话能说清的。只提请积累经验和随时观察。

2.7　无论何种输液，最好让病人保持卧位或半卧位。这样出现不良反应的机会减少，出现后一般也比较轻，处理也比较方便从容。

2.8　出现不良反应后，不一定立即拔除输液针。最好立即换用 10% 的葡萄糖慢滴。这样保持了输液通道，便于静脉用药处理。

3. 关于支持输液

3.1　首先是确定输液量

完全不能进食水者，成年人每天不少于 1500ml，一般不超过 3000ml。进食较少者，粗定为 1000ml。有慢性心、肾功能不全者，不超过 1500ml。

3.2　其次是确定输什么

3.2.1　完全不能进食水的成年人（这里不讨论小儿输液），既要给糖，又要给盐。其中盐水 500ml，其余均可给 10% 的葡萄糖。每 500ml 葡萄糖液体中加入氯化钾 0.5～1 克。没有其他营养问题，即不再加任何药物。进食较少者，只给 10% 的糖和氯化钾。即一般不必给生理盐水。有慢性心、肾功能不全者，钠尽量少给或不给，钾大体上减半给。

3.2.2 目前凡输液，几乎都要在葡萄糖内大量加入维生素 C。我没有见过这样用的严重不良反应。不过，若看一下说明书，维生素 C 的最大用量是每天 2 克（近来有的说明书上定为 5 克）。支持输液可以加入此药，但不必超过 2 克。

3.2.3 目前常常把液体和药物"分组"。但是，分组的结果常常忽略了液体总量是否合适，以及给了多少盐和多少糖——且不说还有意无意地浪费药物。

3.3 再其次是确定输液顺序和速度

3.3.1 顺序是：先盐后糖。实际上，盐水中最好也加上葡萄糖。一般是 500ml 盐水中，加入 50% 葡萄糖 40ml～60ml 和氯化钾 0.5 克。

3.3.2 速度是：没有心、肾功能，特别是心功能不全者，应该快一些，掌握在一个半小时左右输 500ml。有心功能不全者，速度大体慢一半。但须随时观察反应，若有明显呼吸困难或呼吸困难加重，就要更慢。

3.3.3 除了小儿，都要用 7 号头皮针，因为要慢容易，小号针头则很难快。

3.3.4 开始和结束都要慢一些。开始是快速输入 20ml 左右，而后减慢，观察 10 分钟左右，无不良反应就加快。最后 50～100ml 也要慢一些，因为快速给浓度比较高的糖突然停止，患者常会出现低血糖反应。若患者可以饮水，最好于输液结束前 30 分钟左右口服一杯糖水。

3.4 再其次是液体的温度

冬天或比较冷的时候（室温低于 15℃），液体最好预先加热或在近头皮针处，用热水袋等加温。粗略掌握进入静脉的液体温度接近体温。很凉会越输越慢，很热会感到疼痛而且危险。

3.5 最后是给钾的疼痛问题

500ml 液体中加入 1 克氯化钾，多数患者会感到疼痛。肢体远端感觉敏锐，疼痛更重，但不能忍受者很少见。疼痛沿着静脉递减，时间稍久，也会减轻。钾是必用的，不能因为疼痛完全不用。必要时一是尽量接近肢体近端输液，二是减少用量。减少一半，一般不再疼痛。但注意，完全不能进食者，每日给钾（按氯化钾计）不可少于 2 克。

3.6　关于静脉营养

支持输液就是静脉营养，只是这种静脉营养，不可能把人体需要的能量和营养物质都给够。其中，最容易给够的是水、多数电解质和重要维生素。供能物质的缺口，只好消耗机体的储备或消耗组成机体的生命物质——主要是脂肪和蛋白质。所以，即便没有疾病的特殊消耗，长期输液的患者还是会日趋消瘦。于是，近来提出了"静脉营养"概念。所谓"静脉营养"，就是通过中心静脉，输入人体需要的全部能量和营养物质。当然，这一手段主要用于长期完全不能进食者。

目前已经可以通过这一手段，使完全不能进食水的人维持数年。

只是出现了滥用这一手段的倾向。

比如，给没有明显营养不良的择期手术患者，术后使用水解蛋白、氨基酸、脂肪乳等制剂，不但没有必要，还会出现不良反应。为此付出的经济代价，常常高出使用比一切静脉营养制剂疗效都好的全血。

总之，除非术前有严重营养不良，或者肯定患者在 3 周内完全不能进食，不必要使用静脉营养疗法。必要时完全可以通过外周静脉输入部分"静脉营养"制剂，解决普通静脉输液制剂供能和营养成分不足的问题。

4.　关于纠正输液

这种输液最复杂，而且内环境紊乱越严重，涉及的问题越多。故下面所说更是原则性要点。情况很复杂、危重时，知识、经验、药物和设备（包括生化检验）条件不足者不要处理。

4.1　首先是判断病人身上缺什么。知道缺什么，才知道补什么。第一步是判断缺盐为主还是缺水为主。

4.1.1　盐不能以固体的形式从机体中丧失，水却能以不含盐（如不可见的汗中几乎没有盐，唾液中盐也极少）或含盐很少的形式丧失。所以，缺盐必然同时有缺水，缺水则不一定缺盐。

为此先说脱水。

4.1.2　内环境紊乱首先是脱水。脱水分为高渗性、低渗性和混合性三种。关于脱水程度和如何计算脱水量从略。

4.1.3　低渗脱水以缺盐为主，必然导致血容量减少，因而以休克为主要表现。比较轻的低渗脱水没有口渴，尿量不少而且清亮。

缺盐主要见于严重呕吐、腹泻——特别是严重呕吐、大面积烧伤、重症急腹症和长期大量使用强利尿药。

4.1.4 高渗脱水以缺水为主，一般不出现血容量明显减少，故很少见休克，而以口渴，尿少而黄或无尿，口唇、皮肤干燥皱缩为主。

缺水主要见于多日不能进食水、持续高热、多次大汗、多次大量使用脱水药等。

4.2 混合性脱水的表现介乎上述二者之间。

再请注意，缺盐时必然同时有缺水，只是缺盐是主要矛盾。缺水时，机体内盐的绝对量也减少，只不过这时体液内盐的浓度较高。

4.3 无论何种脱水，严重时都可见眼球凹陷、闭眼不全。再严重时都可以出现昏迷、休克，至此就可能迅速死亡。高渗脱水最后休克属于中医说的上脱，主要不是因为血容量减少。详说从略。

5. 脱水的反面——水钠潴留

由于古典型霍乱早已绝迹，严重食物中毒和过去常见的严重婴儿腹泻也很少见，加之输液疗法普及，不脱水的也常输液，可能脱水的早就输液，目前，内科病而导致严重脱水的相当少见。反之，由于输液常同时滥用皮质激素，水钠潴留很常见。结果是：一方面很多医生荒疏了关于脱水的处理；另一方面对水钠潴留和往往同时伴有的低血钾认识不足。缺钾目前主要见于滥用激素而给钾不足。

6. 关于缺钾

6.1 脱水一般不导致缺钾，多数情况下血钾还可能比较高。但是，抢救脱水首先是大量补充不含钾的液体，这时就会出现缺钾。那么，开始就补钾不是更好吗？答案是否定的。这是由于高渗脱水、比较严重地低渗脱水和混合脱水，必然尿少，甚至无尿。钾只能通过尿排出，无尿或尿很少时，补钾可以导致高血钾，而高血钾也是很危险并难处理的情况。所以，抢救脱水的老原则是：先盐后糖，见尿给钾。

6.2 然而，近年时髦一种令人难解的诊断：缺钾或低钾。其实，这不能算诊断。因为这一术语中不包括病因，也不足以指导治疗。即便果真血钾低于正常，它也只是某种疾病的病理变化之一。补钾不能从根本上解决问题。至于很多人用口服氯化钾治疗此"病"，只能说害处不大。

6.3 导致低血钾的其他病症

除周期性低血钾之外，比较常见的是碱中毒和肝硬化腹水长期利尿、给糖而补钾不足。目前除了上面说的滥用激素导致储钠排钾，因而在水钠潴留的同时多有低血钾之外，就是只给糖不给钾。故有必要说一下如何给糖并恰当给钾的问题。

7. 关于给糖

7.1 葡萄糖是人体最重要的供能和营养物质。读者必知，严重低蛋白（比如肝硬化腹水）虽然很不好，但长期不会死人。低血脂的危险性更小。各种严重脱水虽然危险，一般也不会数小时内死人。目前流行的低钾说法，也不是危急情况。低血糖稍重则立即出现生命危险。其表现先是心慌乏力、面色苍白、颤抖出汗，自觉不支。不久就会昏迷，再接着就是惊厥，不及时给糖很快就会死亡。直到这时，静脉推注 20ml50% 的葡萄糖，大多立即缓解。尽管这种情况不是很常见，却足以说明给糖很重要。

7.2 所以，输液中要重视给糖。特别是患者不能进食或严重营养不良时，更要尽力多给糖。

给多少呢？

常温下正常成年人静卧，每天需要消耗 300 克左右的葡萄糖来维持基本生命活动（即基础代谢）。所以，完全不能进食时，给足糖很困难。反之，不缺盐时，几天不给盐也没有关系。常见很多资深大夫，这时只用 5% 的葡萄糖而且量不大，这对不能进食或营养不良者很不恰当。除了婴幼儿严重脱水（这里不讨论小儿输液问题，这里顺便提及），我主张都使用 10% 的葡萄糖，必要时还要加用 50% 的葡萄糖。只是要注意同时补钾。原则上，每输入 50 克葡萄糖（即 10% 葡萄糖 500ml）给氯化钾 1 克。

7.3 然而，在纠正脱水输液时，糖——葡萄糖大液体——是被看作水的。为什么呢？因为只要内环境紊乱不是很严重，机体还有能力利用输液这一强大的外因时，输入的糖会很快变成糖原储存或分解掉（因为维持生理和纠正病理都需要能量），于是，输入的葡萄糖大液体就等于输入水了。或问：那么为什么不干脆输入蒸馏水呢？答案是：不但纯水不能输液，凡低渗液体都不能输液，因为会导致溶血。所以，尽管静脉注射 2ml 纯水不会有什么危险，从理论上讲却是完全错误的。

8. 关于酸中毒

8.1 与输液关系密切的是代谢性酸中毒，这里不讨论呼吸性酸中毒。

8.2 代谢性酸中毒的原因

原因很多，涉及的理论问题相当复杂，有余力者最好自己学习。要点如下。

糖尿病的酮症酸中毒，有病史、昏迷和所谓烂苹果味等供诊断，其发病和治疗原理从略。

其他代谢性酸中毒，都是因为严重体液丧失（严重呕吐、腹泻、反复大汗、急腹症和大面积烧伤等）又完全或几乎不能进食水导致的。这时必然有脱水（和电解质平衡紊乱）因而尿少甚至无尿。机体为了获得能量，只能动用脂肪和蛋白质。没有足够的糖同时参与生物氧化，尿又很少，必然造成酸性产物淤积。故只要脱水比较严重，必然有代谢性酸中毒。

8.3　代谢性酸中毒的表现

较重的代谢性酸中毒，都应该有深而大的呼吸——机体"企图"通过多呼出二氧化碳减轻体液的酸性。

8.4　代谢性酸中毒和碱性药

较轻的此种酸中毒，只要输液量和给盐、给糖适当，机体会利用这一条件自动调整而解决。这时不必使用碱性药。严重时，则往往需要使用碱性药。具体如何使用，从略。但要知道，碱性药同时也是"盐"。常用制剂无不是高渗的。已经有了严重脱水，不能直接输入这种高渗的药物。一般说来，普通执业医生不要处理这种情况。

滥用皮质激素也会导致酸中毒，理论说明和处理原则从略。

我多次见到，个体开业医生大量使用碳酸氢钠输液，却说是为了开胃帮助消化。看来，不大可能让他们掌握酸中毒的处理。这时要把病人送到当地最好的医院。

9. 关于碱中毒

理论更复杂，也远较酸中毒少见，从略。

10. 关于输液问题的中西医结合

首先，重复一遍本文开头的话。

如果用一句话自中医看输液，就是：这一手段是绕过了脾胃运化，直接向经脉中补充水谷之精气，也是直接输入本来要经过脾胃运化的药物——目前已有多种静脉用的单味和复方中药制剂，西药种类更多。

输血用于治疗大量失血，这种常识就容易理解的疗法，古代中医也必然认同。

总之，输液是很重要的西医治疗手段，而且是中医完全应该认同的。

所以，在我看来，不必强分输液（包括输血）属于西医还是中医。

试看，尽管中医没有输液手段——因为受时代限制不可能有此种手段——却有有关认识和至今还相当有效的治法。

理论方面，不能进食水就会消耗、衰竭、脱水。这种靠常识就能理解的问题，中医自然知道。

伤寒理论中，忌反复大汗、反复大下的主要原因之一是为了避免脱水。

更重要而且至今很有效的治法，是少阴病的急救回阳法。只要辨证准确，此类休克大多可以单用中药迅速治愈。结合西医输液，必然效果更好，而且可以挽救单用中药疗效不好的情况。

温病学派注重护阴液，就是尽量避免高渗脱水。温病学家还发明了增液汤等和西医输液相通的治法。

至于中医治疗上脱，主要就是针对高渗或混合性脱水导致的休克。这种治法至今也有西医不及之处。

就是西医说的感染中毒性休克，及其恶果弥漫性血管内凝血，结合中医也大多会取得更好的疗效。

不过，掌握上述中医治法，除了读书之外，更需要实践。只是，当代中医很少碰到上述问题，于是，能够真正继承的人不是很多。多数有才华的人都去研究当代时髦——如不孕不育、男性病、减肥等——的疾病了。这是时势使然，至少暂时无法改变。

目前输液中，还特别常用清开灵、双黄连等。这也是与输液有关的发明。只是目前使用不当的比较多。和输液不当一样，造成这种偏差不是医学理论有问题，而是医生的知识不足。

教科书上关于输液理论讲得很多，还有很多这方面的专著。以上所讲，只能是要点。我相信，诸位参考这些要点再去读书和实践，会省不少力气。

仪器略论

问：目前有众多的、先进的辅助诊断仪器，近年且有循证医学之说，莫非临床诊断和随之的治疗非有辅助诊断支持不可吗？多数疾病都需要使用先进的辅助诊断仪器吗？

答：基本上不是这样。任何先进的仪器，都不能代替医生的医学知识和经验，更不能代替医生的责任心和爱心。绝大多数常见病和部分少见病的诊断，不是非做辅助检查和检验不可。目前，特别是在比较大的医院里，先进的、昂贵的，然而患者不需要的检查、检验手段用得太多了。结果是，一方面浪费了卫生资源，加重了患者和社会的经济负担，另一方面导致年轻一代医生的诊断能力下降。无论从医学科学、医学伦理学，还是从卫生经济学哪方面看，这种不良倾向都需要纠正。

问：那么，仪器辅助诊断手段没有什么意义吗？

答：不是。从认识论角度看，重要仪器的介入，代表着诊断革命。所以，笔者不仅赞颂一切科学技术进步，而且主张一切科学技术手段，都应该尽快拿来作为诊断、治疗和预防的工具。随着科学技术的飞速进步、生活水平提高以及公众对医疗保健水平的要求越来越高，辅助诊断手段会越来越多，使用越来越普遍。

然而，这不是说仪器使用越多越好，更不是说仪器要在诊断过程中占据主导地位。诊断工具毕竟是人创造的。是人支配工具，而不是工具支配人。支配人的是大脑。一切辅助诊断手段，都是医生有目的地搜集或处理信息的工具。仔细询问病史、认真做视触叩听和望闻切永远是最重要的。是否以及何时采用何种辅助诊断手段，都应该有充分的病史和体检依据。包括健康体检在内，都不是用仪器拉大网就能解决问题。在诊断过程中，辅助诊断手段的作用只能是"辅助"的。仪器获得的任何信息，最后还是要由医生判断其意义。

然而，特别"喜欢"仪器的人，不是这样认识的。

他们认为，病史采取和查体做得如何无所谓，使用高新尖辅助诊断手段的多少，才是医生水平的标志。他们企图把搜集和处理信息的工作都交给仪器，于是离开辅助科室就不能治病。这种人还常以"循证医学"自诩，似乎只有仪器提供和处理的信息才能作为客观证据。

至于有的人把 CT 等完全视为赚钱的工具，已经不是认识问题，而是严重的医德问题。

总之，我对滥用辅助诊断手段的风气深表忧虑。

比如，测体温可以用红外探测仪或红外线热扫描成像。先进的此种仪器不但比体温表更精确，而且可以报告全身体温的动态影像结果。它比体温表远远先进，不久的未来很可能普及。令人担心的是，只要某些人觉得它省脑筋而又现代化，特别是更有利于创收，那时又会有很多人滥用它。

我对仪器检查、检验持保留态度，主要不是生不逢时，也不认为自己的有关知识很不足。近 20 年来，我处理的病种涉及临床各科，自信还可以在多数临床科室独当一面，但还是不赞同目前过多使用辅助诊断手段的倾向。

我坚信，对学验俱丰的医生来说，大多数疾病除了体温表、听诊器和血压计之外，不需要任何仪器就可以确诊。

如果不信，请问：有什么高新尖的仪器，可以代替血压计甚至切脉诊断高血压吗？感冒流行时，莫非还要一大套辅助检查、化验诊断流感吗？这两种病不是当今最常见的病种吗？摆在那里的皮肤病莫非大都需要辅助检查吗？有什么仪器可以测出当今最常见的心理病因吗？

问：那么，辅助诊断手段使用得越少越好吗？

答：不是越少越好，而是该用时才用。

为此，简单说明一下关于主要辅助检查、化验项目的诊断价值的拙见。只是由于目前的倾向是滥用或过分依赖辅助手段，下面对这些手段的局限性说得多一些。

1. 关于影像学检查

现代意义上的医学影像学诊断手段肇始于 X 光。目前使用最滥的是 CT 和磁共振。

所谓影像学检查，即是设法看影儿的。它们不如裸眼直视的、手能摸到的、耳朵能听到的东西可靠。只是由于人的眼没有穿透能力，才有必要借助影像学仪器。宏观病变才能看到影儿。不怀疑宏观病变，就不需要影像检查。

1.1　关于 X 光：在所有影像学手段中，X 光最早发明、贡献也最大。它无疑是划时代的辅助诊断手段。1895 年发现它，次年就有了 X 光机。对这种发明的实用价值，不必进行统计学研究评价。骨损伤或骨病、特别是前者，可通过它得出无可怀疑的明确诊断。现代战伤中常见的体内金属异物，通过它更能瞭若指掌。在某些手术中，它还是医生随时参看的依据。20 世纪的前 70 年正是肺结核猖獗时期，X 光对诊断此病的贡献，更是过来人人尽皆知。

希望读者记住，对骨损伤、骨病、体内金属异物、肺结核和其他肺部疾患的影像学诊断还是 X 光更有用，不必也不宜用 CT 或磁共振代替它。

X 光对于急腹症、特别是肠梗阻和上消化道穿孔，具有重要诊断价值。不过我还是要强调病史和查体的重要性。这两种病的诊断，主要还是靠病史、查体和医生的经验。

为此，讲一件终生难忘的往事。

简单说就是：由于忽略病史，过分信赖 X 光结果，一例胃穿孔未能及时诊断，按幽门梗阻手术，终于未能挽回。

患者是我的当家，在县医院住了一个月，恰好我当时（1974）在地区医院进修。转到地区医院时，门诊接诊、X 光检查和术前处理，都是各科主任亲自动手，我忽略了亲自详细问诊并查体。而患者大概是在 10 天前发生的胃穿孔。这时，膈下游离气体看不到了。腹膜炎的表现也几乎消失了。又输液纠正两天才手术——预定胃切除。结果，一打开腹腔，主任立即满头大汗。可想而知，腹腔污染严重。穿孔相当大，又在污染当中浸泡了 10 天以上，单纯修补没有希望愈合。如何处理呢？主任方寸已乱，我建议做全胃切除，他却再无心恋战。严重老溃疡病，本来体质很差，这时一般情况更不好（但没有休克），就更不敢做下去了。

患者当时 43 岁，我至今记得他反复说：能让我再活 5 年就好了，那时孩子大了，我可以放心走了。然而，他失去了机会。尽管，即使术前诊断无误，治愈的可能性也不足 10%（穿孔已经太久、太大且污染严重），我却有责任尽量术前确诊。

1.2　关于 CT：CT 是 X 线和计算机技术结合的产物，和 X 光一样是诺贝尔获奖项目，当然进步意义很大。不过，和单纯 X 线相比，其主要价值是在颅内占位病变的诊断上更准确、简便而安全；对四肢、脊柱和胸腔内病变的诊断价值则不比 X 线高；对腹内脏器虽然可以得出 X 线得不到的影像，但是，由于腹部触诊相当容易，它提供的超出触诊价值的结果不多。目前，CT 检查的阳性率太低，与为此而付出的经济代价相比，得到的诊断信息太少了。常有人说，最先进的 CT 可以发现直径 0.5cm 以下的肿物，这恐怕有些夸张。况且，即便能发现此种阴影，进一步判断其性质还是需要医学知识。

为说明这一点，讲一个最近碰到的典型例子。

患者蒋××，2007 年 4 月 6 日在威县县医院做的 CT（CT 号 33521）报告如下：

图像所见：右侧胸廓稍塌陷，胸壁骨质未见异常。右上肺体积缩小，其内可见片状、条索状高密度阴影及蜂窝状低密度阴影。其内可见气管通气征。……左肺透亮度增高，纹理稀疏。纵隔结构向右移位。气管前腔静脉后可见肿大淋巴结。两侧胸腔无积液，胸膜无肥厚。

印象：1. 右上肺（1）干（？）性肺炎并肺间质纤维化（2）大叶性肺炎。请结合临床。建议治疗后复查。2. 左肺气肿。3. 纵隔淋巴肿大。

病家当天拿着 CT 片子来咨询，我一眼就看出是肺结核。

患者的病史和临床表现也相当典型。从略。

为了让患者使用免费的抗结核药，我让他去县防疫站检查。那里给他照了免费的 X 光胸片，却因为痰检阴性不承认是肺结核也不出报告。自然也不给药。

只好先做抗结核（开始同时抗化脓性感染 4 日）治疗。

抗结核治疗两周后，4 月 22 日患者开始吐血样痰。23 日再次让患者带着我写的条子（排除肺结核）去县医院就诊。这次，X 光胸片报告是：

右上肺呈片状及条索状阴影，密度不均，有数个低密度区。余（一）。印象：右上纤维空洞型肺结核。

为什么 CT 大夫没有诊为肺结核呢？不是 CT 影像表现不典型，也不是他们不会读 CT 片子，而是他的医学知识和经验太少了。肺结核是防疫站的主管大夫职责所在，不知道出于何种原因如此掉以轻心。

又，县医院内科和 CT 大夫都应该知道，肺部病变最好照 X 光胸片，而不是做 CT。为什么非做 CT 不可呢？

可见，CT 不能代替医生的知识和经验，更不能代替医生的责任心。

1.3 关于磁共振：核磁共振原理的发现也是诺贝尔获奖项目，但实现类似 CT 成像，必须和高性能的计算机相结合。这一设施的发明，不是诺贝尔获奖成果。实际上它的比较普及在 CT 比较普及 10 多年之后。磁共振的成像原理与 CT 不同。给我印象最深的是：它能在一个片子上显示全身的大动脉。从理论上讲，X 光和 CT 也有可以做到这一点，技术上很困难。我认为，作为影像技术它确实和 CT 一样是划时代发明。但是，它提供给医生的还是因为组织的疏密不同（在片子上是透光多少不同）而形成的影像。所以，和 X 光相比，它的诊断意义没有本质进步。对完全不了解正常影像的人来说，任何影像检查结果都毫无意义。只有精通正常人体形态学和病理人体形态学的人，才有可能解读影像学检查结果的含义。

目前的不良风气是：有意地让患者多做几种和几次影像学检查。常常是：X 光或 CT 已经足供参考，还是再做一次磁共振。这是很坏的风气。

1.4 关于超声

与 X 光和 CT 相比，超声检查对人体几乎没有损伤，对环境的污染也很小。加之此种手段在获得心、肝、胆、胰、脾、肾、子宫和胎儿的诊断信息方面比 X 光和 CT 更有意义，我比较看好超声辅助诊断。再考虑到它相对经济，怀疑上述器官的疾病时，更值得优先选用。产前检查和其他例行体检，也有必要采用超声。

2. 关于心电图

自从 1970 年代中期，心电图逐渐在我国县以上医院普及。目前，很多个体小诊所就有。所以，单纯的心电图仪，已经不是什么先进设备。除多导心电图、门诊患者连续监测心电图外，监护病房和手术室中连续心电监测也很普及了。不过，它的主要诊断意义没有重大突破。

心电图主要有哪些诊断价值呢？

一是判断死亡，即确认心跳完全停止。不过，若说只有通过心电图才能确认死亡，恐怕连偏爱心电图的人也不会同意。因为听不到心音，颈动脉无搏动，呼吸停止，瞳孔散大，对光反射消失，已经足以断定死亡。这时再做心电图，不过是走形式。警察见到一具冰凉僵硬的尸体，也不会再做心电图。

二是用于诊断心律和心律失常，这是心电图的强项。

比如，心率超过每分钟 150 次，听诊和切脉就数不清，心电图可以给出准确的心率。不过，不能说严重心动过速，没有心电图就不能诊断并治疗。医生不必说，不少病人自己在家里就知道出现了心动过速，而且会自己采取有效措施。

更有价值的是，心电图可以诊断严重的房室传导阻滞，这时往往意味着要安装起搏器或做心脏移植。这是尖端的专科问题。一般大医院的医生也不可能掌握。普通医生的责任是：怀疑或发现这种情况时及时上报。

再有常见且重要的心律失常是房颤。不过，这种绝对心律不齐通过切脉和心脏听诊也极少漏诊。因为不但很容易听出此种心律不齐，还由于它最多见于慢性风湿性心脏瓣膜病，很容易通过听诊发现应该伴有的典型杂音。

其他心律失常，主要是各种异位搏动或逸搏，不过，这时心电图虽然可以判断属于何种心律紊乱，却不能据以制订特殊治疗方案，换言之，对指导治疗意义不大。

三是用于诊断冠心病。心电图普及之初，医生对这方面的意义期望最大。不过，即便单从诊断方面看，它意义也不能令人满意。有经验的医生诊断典型的心绞痛不需要心电图。反之，典型的心绞痛缓解后，心电图常常没有异常。实际上，心绞痛几乎都不是根据心电图诊断的。至于发现病人不知道的陈旧性心肌梗死，治疗就更难着手。医生显然不能过分依赖这一仪器。退一步说，心电图给出了明确的、可靠的诊断，对确定治疗原则却帮助不大。没有心肌梗死的冠心病，不用说西医处方基本上一样，即便有心肌梗死，不同部位心肌梗死的治疗原则也无大区别。

更令人丧气的是，心电图对冠心病有 15% 左右的误诊。医生能完全信赖它么？

四是用于诊断心肌炎。这也是心电图的强项，却也有 15% 左右的漏诊——有心肌炎而心电图正常，还有 10% 以上的误诊——无心肌炎心电图提示此病。于是，知识和经验不足者，就会因为依赖心电图犯错误。

最后，慢性风湿性心脏瓣膜病很常见，不是医生也能听出杂音明显，而心电图完全无助于确诊瓣膜病及其常有的心衰。对先心病和高心病也大体如此。这 3 种病应该是相当严重了，加在一起应该比冠心病还要常见，心电图对它们的诊断没有意义，故不可对它评价过高。花很多时间去分析轻微心电图异常，不如把时间和精力花在仔细询问病史和认真的视触叩听上。

为此，也讲一次很不愉快的经历。

2004年参加了一位热衰竭型中暑——这是我的诊断——会诊。请来的"专家"问病史、看病人没有花几分钟，却老是拿着几次心电图翻来覆去地看个没完。最后，他的诊断是："前间壁心肌梗死"，主张每天输液不超过1000ml，不能给盐，硝酸甘油绝对要用。我提示他：两年前类似发作时，曾经在12个小时内给患者输液21000ml，其中大约盐糖各半。心梗或严重冠心病心衰耐受这样输液是绝对不可能的。目前酷暑，给这么少的液体，还要持续几天这样治疗，后果非常危险。"专家"听不进去。于是，我不管他的"诊断"，催促赶快安装空调。结果是：空调按上不足1小时，专家的措施还未及起作用，病人就大好了。心电图（当时已经上了监护）之不可靠，由此可见一斑。

又，我本人的心绞痛相当典型，间断发作了大约20年，做心电图从来没有发现异常。最近病情一度加重，心电图还是完全正常。那么，在我的知识、经验、切身感受（症状典型且用药速效）和心电图结果之间，我否定哪一方呢？

我只能否定心电图报告，尽管我从来不对此病战战兢兢。

为说明心电图的不可靠，再举最近的一次经验：典型冠心病猝死前心电图正常或不典型。

2008年6月19日，邻人某男，61岁，下午在田间劳动时突然发作严重典型心绞痛——突然发作的以胸骨后为主的胸部憋闷绞痛伴大汗淋漓，自觉不支。他立即被120接走，但中途突然完全缓解。到了县医院（距县医院只有5km），做心电图完全正常。他没有住院而是回来找我——去县医院之前未及找我。我说：尽管心电图无异常，还是典型的心绞痛。因为我知道他的父亲于9年前猝死，死前数小时有过心绞痛（死后别人告诉我的，尽管不是医生的话，也相当可靠）。他本人也于上年发生过较轻的急性脑血管病。故虽然他的血压一直不高或略高，还是应该断定他的心脑血管都有了问题。他将信将疑，只拿速效救心丸备用。

我嘱咐他不要再劳动，最好完全卧床。他却自恃一向身体强壮，次日一早又去田间，结果轻劳动约5分钟，再次发作典型的心绞痛，经紧急使用速效救心丸、心痛定、安定，同时嚼服红参片，口服刺五加注射液、黄芪注射液和参麦注射液迅速好转。这时他终于认为病情较重，愿意接受中西医结合治疗。2日后，由于患者总不愿意接受现实——到处游走，还想试着劳动，心绞痛频繁发作，常用药不能完全控制，只好让他再次就诊于县医院。这次住监护室 3 天，普通病房 4 天，心电图每天做，只有可疑的 T 波倒置。每天静脉滴注消心痛等，心绞痛一直没有发作，于 30 日下午出院。7 月 1 日上午 10 时，又频繁发作 3 次且比较严重，立即打 120。120 到达时疼痛刚缓解，立即做的心电图完全正常。随 120 来的心电图医生说问题不大。我说：那么就不必按冠心病治了吗？心电图医生说：最好还是按冠心病治。可见，心电图只是有点参考意义。就这个病人而言，完全不能靠心电图诊断。

如果认为心电图才是诊断冠心病的依据，该患者就没有心脏病。于是，一切治疗中的措施都是误治。现在该怎么治呢？我的处理如下：

心痛定片 10mg 日 3 次

消心痛、速效救心丸备用——一旦发作立即舌下含化。

输液：10% 葡萄糖 400ml + 刺五加注射液 80ml + 黄芪注射液 20ml + 参麦注射液 10ml + 氯化钾 0.5g。日一次。

中药煎剂：人参 15g、党参 15g、川芎 10g、怀牛膝 20g、全瓜蒌 15g、薤白 10g、桂枝 20g、当归 10g、白芍 20g、五味子 10g、甘草 5g。常规水煎日一副。

如此治疗 3 日，效果很好——后两天没有发作心绞痛。

没想到患者对"仪器查不出来的病"不甘心。没有和我商量于 7 月 4 日去石家庄省医院就诊。

更不应该的是：4 日他凌晨 3 点起床，5 点出发去石家庄，往返 800 里，晚上 6 点返回。那一天恰是入夏以后最热，他租的是没有空调的小面包，于是，路上发作心绞痛 3 次。好在带着药，可以缓解。在省医院心脏二科做了：安静时交流肌电漂移心电图，结果临界或可疑；心脏彩超：主动脉瓣钙化、三尖瓣少量返流、左室舒张功能减低——都无特异意义；DR 正位胸片示左心室增大，双肺隔未见异常；负荷试验阳性——75W 开始，75W 结束。3 分 29 秒后出现心绞痛。但心电图还是不很典型。

省医院也是按冠心病给他开的药。

当晚 9 时左右，他还到人群热闹处聊了一会儿天。

5 日凌晨 2 时半左右，他的妻子慌忙来叫我，说他情况不好。

我立即起床去看时，果然情况不好。

他已经含化消心痛、速效救心两次，不能缓解。我立即让他含化第 3

次并口服安定5mg,还是无效。于是立即打120,大约5分钟后,120还没有从医院出发,他出现了典型的阿斯氏综合征——心搏骤停猝死时的典型表现之一——于是猝死。

该患者的猝死固然有他本人的责任——逞强好胜,不遵医嘱——但也说明不可全信心电图。在仪器、临床表现和经验之间,医家应该更相信临床表现和自己的经验。

3. 关于脑电图和脑血流图

在我的经验中,这两种手段从来没有对确立或推翻脑内疾病起到决定性的作用。以癫痫病和偏头痛而言,从理论上讲脑电图对它们有重要诊断意义。然而,大概没有人认为,有了脑电图依据才能诊断癫痫和偏头痛。90%以上的癫痫和偏头痛不是根据脑电图诊断的。脑血流状态自然是重要的。但是,脑血流图不能预报脑意外。如果已经发生了急性脑血管病,再作脑血流图更没有什么意义。

4. 关于传统三大常规

传统三大常规即血、粪、尿常规检验。

笔者年轻时,住院医生必须会亲自做这三大常规。在教学医院,有了化验报告还必须再亲自做。那时,这些检验是手工的。现在,至少血、尿常规是仪器"自动"出结果了。

它们的诊断意义是什么呢?

4.1 关于血常规

血常规提供的数据是:白细胞计数及分类;红细胞计数;血小板计数;血红蛋白含量等。

上述数据,一般只有血红蛋白含量、血小板计数有相对特异诊断价值。不过,低血红蛋白稍微严重,是化验前医生就相当清楚的,化验只是证实一下贫血程度。一般说来,没有这种证实照样可以治病。只有三种情况稍微例外。一是巨幼细胞贫血;二是高血红蛋白症;三是恶性贫血。不过,都相对很少见。血小板过低,一般也是化验之前就料到的,化验也只是证实一下。

白细胞计数只有在极特殊的情况下,才有特异诊断意义。比如,总数超过5万就可以大体确诊白血病,但化验之前一般也已经料到。

其余计数多少和分类情况,都只有非特异诊断价值,进一步诊断还要靠医学知识(主要是对可靠病史以及认真体检所得的分析)、观察和进一步化验。进一步检验，主要是周围血涂片和骨髓涂片。这一步检验对感染和贫血的性质、血小板形态，白血病以及那时比较常见的疟疾诊断意义较大。不过，并非总是能得到确切结果，医生的知识和经验，在诊断方面还是处于主导地位。

血常规之外，以往还比较常做的血液化验有血沉、出凝血时间等。它们也不能提供有特异诊断价值的结果。

4.2　关于粪常规

粪常规目前很少做了。20 多年前，它对不少常见病的诊断意义倒是很大。比如，中毒痢开始以高热昏迷为主要表现，需要和其他热病鉴别。一个肛门指诊涂片化验，基本上就可以确诊或排除中毒痢。诊断阿米巴痢疾，也是非化验大便不可。至于肠蛔虫，粪检发现虫卵是无可怀疑的依据。此外，大便潜血也具有重要意义，而且是病史推断、视触叩听和其他化验不能代替的。目前，上述病种大都很少见了。

4.3　关于尿常规

尿检验是值得提倡的项目，因为取得这种废弃物很容易，又没有任何痛苦和危险，经济代价也很低。目前的尿常规自动化验同时给出 10 几个指标。其中至少尿糖、蛋白、红细胞、脓球、尿胆原等有重要诊断意义。

5. 关于肝功能化验

这是常做的血液生化检验。不过若问：到底是医生诊断严重肝功损害在先，还是做了肝功之后才能得出肝硬化的诊断呢？答案应该是：医生有了相当充分的肝硬化依据，才让病人去化验。所以，绝大多数情况下，肝硬化的诊断，检验结果总是马后炮。经验多的医生，往往一眼就会高度怀疑重症肝病——即便没有容易看出的黄疸。对较重的肝病来说，认真的体检加上详细病史，漏诊的可能性极小。几乎所有肝功指标异常，都是因为血浆蛋白异常的反映。而肝功受损，不是只造成血浆蛋白低或比例倒置。到这种地步，肝脏功能已经很差了，故有必要发明更敏感的检验方法。

过去，转氨酶不属于肝功指标，目前多见同时报告。拙见以为，这样更可取。因为肝细胞不断坏死，就是肝脏正在受损，只是过去的肝功指标可能不呈阳性而已。

黄疸不是肝病特有的，不过，一旦肝病出现黄疸，需要化验才能确诊肝病的情况很少。比较重的肝病，经验丰富的医生往往一眼就能看出来。再经过详细询问病史和视触叩听，极少误诊。

6. 关于其他血液生化检验

血红蛋白、血沉和血细胞比容测定都属于血液生化检验，肝功能更是血液生化检验。这些检验的意义上文大都交代过。此外，目前常做的血液生化检验提供的信息主要有：血糖、尿素氮、肌酐、肌酸、钾、钠、氯和二氧化碳结合力等。血糖的意义很清楚，糖尿病患者和疑似病人都有必要检验。急慢性肾病患者都有必要做尿素氮、肌酐、肌酸、钾、钠、氯和二氧化碳结合力等。假如有水电解质和酸碱平衡紊乱，应该从速化验钾、钠、氯和二氧化碳结合力等。但须知，即便是抢救严重的急性肾功能衰竭患者，有关血液生化检验结果也只能供参考。换言之，在决定如何干预时，还是医生的知识和经验处于主导地位。

7. 关于血流变学检测

高血压病、心血管病、脑血管病和老年病等首次就诊或住院之初做一次血液流变学检验是必要的。中年以上的例行体检也最好做。但是，一定要知道：无论是生理还是病理情况下，血液流变学指标都远不如循环动力学（或称血流动力学）指标重要。在循环动力学要素当中，最重要又最容易获得的指标就是周围动脉压——即血压。一定不要把血液流变学检测看得比测血压更有意义。也不要把有创的血流动力学检测（如心内导管等）手段看得比血压计更重要。

8. 关于内窥镜

早期的内窥镜如鼻腔镜、外耳道镜、直肠镜、喉镜、阴道镜、直肠镜等都是比较简单的设备。但它们很有用。比如，鼻腔异物、耵聍栓塞、手术人工流产等，没有这些设备都很难完成。没有直肠镜，也很难做直肠手术。这些手段扩大了直接望诊的范围，古代中医也必然欢迎它们。乙状结肠镜和膀胱镜的构造复杂一些，意义却不是很大。

近年内窥镜的重大进展是光纤维内窥镜。其中最受重视，目前又最流行的是胃镜。笔者以为，胃镜的价值很有限，请看慢性胃炎中的拙见。

治疗性内窥镜可以做微创手术——主要是某些胆囊手术——意义较大。

9. 关于仪器自动检验

手工检验允许有20%的误差，"自动"化验误差可能较小，但是，无论怎样自动，总是要人操作，误差永远难免。比如，第一步采血样和第二步把很少的血（全血、血浆或血清）注入自动分析仪的专用容器，还是要手工操作。这两步都可能出现严重误差。于是,"自动"检验结果的可靠性也要打折扣。假如检验人员的责任心和技术有问题,结果更不可靠。笔者年轻时,经常亲自动手核对化验结果(怀疑结果不可靠时),多次发现50%左右的误差。所以,经常警惕化验误差。总之,我原以为全手工检验不很可靠,后来发现高新尖的"自动"仪器化验同样不很可靠。

曾经做过一次实验研究,其中的血液生化检验是用当时最先进的进口"自动"化验仪器做的。岂知,取样注入仪器的容器时,不但手工操作可能出现更大的误差,仪器还要反复调试——第一次结果连化验人员也不相信。看来,所谓"自动"分析仪,也常常不可靠。

10. 关于危重病监护

危重病监护这个术语是英文 critical care 的意译,意思是对病情危重患者的连续病情监测、治疗和护理。但是,它得以实施,无疑是由于有了多种现代电子信息仪器。这些仪器,大多是辅助诊断手段。监护虽然包括治疗和传统护理,但是,它的最有代表性的手段却是连续病情监测,亦即电子仪器连续提供辅助诊断信息。故可以把它看作广义的辅助诊断手段,而且可以称之为电子监护。

一般认为,最需要监护的情况有:严重创伤、烧伤、脑外科或心外科手术后、急性呼吸功能衰竭(包括成人呼吸窘迫综合征)、哮喘持续状态、心肺复苏后、急性左心功能衰竭、休克、严重心律失常、急性心肌梗死、不稳定型心绞痛、高血压危象、急性肾功能衰竭、严重水和/或电解质失调、急性肝功能衰竭、急性胃肠道出血、急性出血性胰腺炎、糖尿病昏迷、播散性血管内凝血(DIC)、甲状腺危象、急性中毒、癫痫持续状态等。

电子监护对上述情况有多大价值呢?我的看法如下:

10.1 关于一般监护

一般监护能连续"自动"提供的诊断信息只是"生命体征",即体温、脉搏、血压、呼吸。但须知,通过非电子手段获得这些信息非常容易。只是,当需要连续准确了解几个病人的生命体征时,有了电子监护,医护人员不必不停地奔走测量。

最需要紧急干预的生命体征异常,是即将或出现了心跳骤停,故一般监护需要相应的心脏复苏设备和技术,否则,意义很小。至于监护病房内的心脏复苏的成功率有多少,心内科和心外科专家也不敢说有十分之一。

急性心肌梗死、严重心律失常、心源性休克和心脏手术后早期最容易心跳骤停，但是，即便是这些情况，监护时间也不宜过长。我相信，那些熟悉这一手段的医护人员患了心肌梗死和不稳定型心绞痛，也很难耐受连续数日的监护——除非电子仪器是无线的。

故一般监护最适用于严重外伤抢救或其他大手术中，它可以随时提供生命指征，免去了反复手工测量的麻烦，也有助于随时纠正危及生命的严重问题。

其次是用于深昏迷患者的生命指征监测。

最后是终末患者的监测——这种用途显然意义不大。

除非上述情况，电子监护不但不必要，还有害。

比如，给门脉高压大出血患者做监护，不能预报再次大出血，也不能发现小量出血。周围都是仪器，身上安装着许多电极，会使患者非常紧张。他几乎完全不能翻身，甚至不能伸屈肢体，再加上不时测血压，于是不能入睡，这样折腾几天必然有害。

再如，高血压危象和失血性休克是和血压关系密切的两种危重情况。观察血压对病情和疗效的判断固然是重要的，但是，不停地测血压则不必要而且可能妨碍治疗。一旦病情明显缓解，再频繁地测血压和连续心电图监测更是不良刺激。

总之，一般电子监护只是在某些情况下，可能比人工监护发现危急情况更快、更准确一些。除非随时可能心跳骤停的情况和严重伤病手术抢救中，不必使用。否则，只能加大工作量，对患者有害，且不说大大增加了不必要的经济负担。

10.2 关于特殊监护

特殊监护等于把某些实验室诊疗手段搬到床头。

它的核心目的是连续监测重要系统或脏器的功能。

按重视和常用程度，依次是：心血管系统、呼吸系统、肝功能、肾功能等监测。

我的看法是：同时连续监测几个系统或多器官实际上很难做到，也没有必要。故特殊监护限于专科或专病病房，即主要监测一个系统或器官的功能状态。

电子仪器能随时提供系统或器官的功能状态数据固然好，但临床医家要更重视自己的感官和经验。

比如，看一眼面色再切一下脉，几秒钟之内就对心血管系统的功能状态得出相当可靠的判断。急性呼吸衰竭更是不能等到测出肺泡氧分压等才诊断。

肝功能异常对非危重情况的肝病判断还常常滞后，危急情况下更不能过分依赖检验。

急性肾衰的诊断和疗效判断对生化检验依赖性，大于其他器官疾病。但是，对学验俱丰的医生来说，没有任何生化检验照样可以成功地抢救肾衰。反之，医生的知识和经验不足，给他配备最先进的生化检验手段还是不可能抢救成功。

11. 两种很好的辅助诊断手段的启示

我从医以来，最好的辅助诊断手段是近年推广的怀孕、血糖和尿糖检验试纸。它们安全、准确、方便、经济，是近乎完美的手段。

由于计划生育和相关知识普及，目前多数农村妇女也会自己使用试纸检验是否早孕。

30 多年前，诊断早孕常用的"青蛙法"既麻烦又不很可靠，但还是比切脉更可靠。那时的中医同事诊断早孕，也常常让病人验尿。

大约三分之二的早孕妇女的脉象确实比较典型——滑而有生机，但总有些难以言传。试纸让早孕妇女很容易地自己看到结果，它的意义远非切脉可比。

30 多年前，多数县级医院不能查血糖。那时查尿糖的原理是中学生就明白的——银镜反应，只是需要在试管里烧。虽然病人也可以掌握，却不如试纸准确、方便。

以上两种辅助诊断手段提示我们：数十年内，随着科技进步，心电图和彩色超声之类的辅助诊断手段有可能像目前的手机这样小巧、方便而且可以自动出报告。目前看似复杂的多数血液生化检验，也很可能在数十年内变得非常简便而且准确。

这是否意味着那时的做医生很容易或者不需要内科医生了呢?

显然不是。

因为，只有具备足够的医学知识和经验（还需要一定的设备或药物），才能根据报告做相应处理。

于是，无论辅助诊断手段如何进步，都不能代替医生的医学知识和经验，更不能代替医生的爱心和责任心。

如果疾病因为心理因素所致，诊断就完全不能靠物质手段，而是要靠医生的知识、经验、爱心、责任心和处理心理问题的艺术——其中包括医生的人格力量。

附：一个辅助诊断较多的病例

本村村民蒋 QZ，女，72 岁，2007 年 5 月 12 日在威县县医院做的辅助检查和检验结果如下：

心电图：窦性心动过速（105 次/分）；中度 ST 压低；异常心电图。

血常规 17 项：只有白细胞略高（10.5×10^9/L）。

尿常规 11 项：潜血＋＋；蛋白＋＋；亚硝酸盐＋。

血液生化 32 项：葡萄糖 8；Na 低限；球蛋白 4.9；A/G0.6；LDH 高；HBDH 高；TG 略高；LDL 高。其余包括乙肝 6 项均在正常范围。

上述检查检验不是我让病家去做的。

不能说这些辅助检查、检验结果完全没有用处，但从中看不出患者病危。

我从来没有让该患者去医院做过辅助检查和检验，却在 15 年前给她诊断了高血压，12 年前诊断了肺心病，6 年前又诊断了高心病。她自然长期有心衰，但单用强心利尿西药效果不好。12 年中一直在中西医结合治疗。抗高血压的西药没有停过，她不能服中成药，每年服中药煎剂 30 付左右。处方大体如下：

川芎 10g、怀牛膝 15g、陈皮 15g、川朴 5g、茯苓 10g、半夏 8g、五味子 10g、附子 10g、干姜 4g、桂枝 20g、白芍 15g、熟地 15g、大云 15g、生姜 20g、生甘草 4g。常规水煎日一副。

她自己也买过蛤蚧等服用。

感冒继发感染较重时，也给以较大剂量的青霉素等。

她曾经多次因为感冒后继发感染和/或心衰加重而病情危重，都迅速挽回。

我相信，单靠西医或单靠中医治疗，患者至迟在 5 年前即已死亡。上述危重情况的诊断，也没有必要使用体温表、血压计和听诊器之外的辅助手段。

但是，两周前患者感冒之后上述治疗效果不满意。

患者的脉象一直洪滑，脉压差一直很大。血压波动在 200～130/100～60mmHg。最近血压 140～130/80～60mmHg。

早先，治她的心衰，地戈辛蓄积量可以达到 3 片。这次蓄积 2 片就恶心呕吐不能食。勉强治到可以右侧卧，但无力坐起。咳嗽较重，西药无效。很少进食，又不能大量输液。服中药也有些困难，于是告知病家是否请别人看看。

病家拿来上述结果，还是希望我继续尽力而为。

现在简单说一下上述辅助诊断结果的意义。

①心电图提示冠心病心肌缺血，不提示肺心病和高心病。但是，按照病史、症状和查体，患者的病还是肺心病、高心病为主，不能只按冠心病治疗。

②白细胞略高可能是继发感染未能控制。

③如果不了解病史，很可能根据尿常规的异常诊为肾病，那样就是误诊。因为，该患者的肾功能受损，是长期高血压、动脉硬化的必然结果之一。

④血液生化异常结果中比较重要的是：Na 低限；球蛋白 4.9；A/G0.6；LDH 高；HBDH 高。Na 低限（134.9mmol/L）可能与最近使用双氢克尿塞（25mg～50mg，两周内断续使用共约 15 次）有关。但几乎在正常范围，患者又有心衰，不宜按低钠处理。球蛋白高导致蛋白比例倒置，最合理的解释是长期心衰引起的肝硬化所致。心电图不提示心肌梗死，心肌酶却明显增高，不结合病史，很难取舍。我的经验是，感冒可以引起心肌酶增高。

据此处理，就是抗感染、小量输液、尽量用中药纠正心肌缺血和心衰。（最好给氧，但患者不愿意住院）

显然，没有上述辅助诊断结果，也是如上处理。

其实，此次治疗也曾经大好。病情反复而且顽固，是她的姑娘给她洗头并擦澡致感冒反复较重。这是我看过上述结果之后才问出来的。故无论中西医治病，还是病史最重要。

如上处理 3 天，患者明显好转，可以下床自理生活。

内经撮要

问：中医界公认，《内经》为中医理论的渊薮，但是，学者无不视《内经》为畏途，原因何在？

答：渊薮的意思是：重要中医理论无不源于《内经》。后人想学有根基，不可不读《内经》。但是，《内经》充满其成书时代的文化精神，不略通秦汉文化，不容易得其要领。加之此书内容庞杂，精粗杂糅，后人觉得难懂。

此外，还有语言问题。不过，对中学语文学得好的人来说，《内经》的文言，大多不算难懂。其中的生僻字比较多，对把握《内经》体系来说，也不是障碍。

问：如果能一语中的，提供一个研读《内经》的纲领，后人就会省很多力气。可否这样就如何研读《内经》指示门径呢？

答：旧作《内经时代》说：《内经》的体系是天人相应体系，《内经》的方法是比类取象方法。这句话可以当作研读《内经》的纲领，也是一语中的之门径。

问：天人相应体系主要是什么意思呢？

答：所谓天人相应体系，即《内经》论人体构造、生理、病理大都基于天人相应原理推出，而不是基于实地解剖或生理病理实验。

问：如此说来，《内经》完全不用别的学说说理吗？

答：不是。《内经》是古人探讨"人之所以生，病之所以成，人之所以治，病之所以起"的书。它的体系就是为回答这些问题，从几个自然哲学理论出发，所做的推演。

问：《内经》作为出发点的自然哲学理论有几个呢？

答：有四个。即①阴阳学说；②五行学说；③天人相应学说；④气和气化学说。

问：作为出发点的理论有四个，为什么说《内经》是天人相应的体系呢？

答：这四个学说都应该视为《内经》体系的逻辑起点。但是，无论从《内经》的超硬核抑或由其据以推出的硬核衡量，天人相应都更重要，于是应该把《内经》体系看作天人相应的体系。

问：请略做讲解好吗？

答：上举四个自然哲学理论中，前三者纯属"理"或"道"，第四者既包括"器"，也包括"道"。"理"与"道"是形而上的规律。"器"是形而下之器物。"器"由"气"组成，因此"气"的本意虽然指无形（看不到、摸不到或不能宏观描述之意）的物质，却是形而下的。按中国传统哲学中唯物主义者之看法，不可"离气言理"，亦即现代唯物主义哲学所说"没有脱离物质的规律"。

天人相应、阴阳、五行就是关于气的道理。然而，综看《内经》体系，阴阳、五行与气化学说大都为论证天人相应所用。换言之，天人相应的理论统帅作用更明显。

如《内经》说："阴阳者，天地之道也，万物之纲纪，变化之父母，生杀之本始，神明之府也。治病必求于本。"（《素问·阴阳应象大论》）

但又说："夫言人之阴阳……以应天之阴阳也。"（《素问·金匮真言论》）

于是，古人据以进行了"数之可十，推之可百，数之可千，推之可万"的推演。此类推演无不天人相应。

《内经》运用的五行学说，也是认定天人相应。如：

"天地之间，六合之内，不离于五，人亦应之，非徒一阴一阳而已。"（《灵枢·通天》）

气化学说受天人相应统帅，《内经》中也有明确表述。即：

"人以天地之气生，四时之法成……人生于地，悬命于天。天地合气，命之曰人。人能应四时者，天地为之父母。"（《素问·宝命全形论》）

所以，《内经》的逻辑起点虽然有四个，最重要的起点却是天人相应。

问：为什么《内经》以天人相应、阴阳、五行和气化学说为逻辑起点呢？

答：这是那时的文化背景使然。且看《礼记·礼运》中一句话：

"人者，其天地之德，阴阳之交，鬼神之会，五行之秀气也。"

人的本质如此，要用天人相应、阴阳、五行和气化学说来论述"人之所以生，病之所以成，人之所以治，病之所以起"就理所当然了。

《内经》对它的天人相应起点，也有很简明的表述。即：

"人与天地相参也，与日月相应也。"（《灵枢·岁露》）

"请言解论，与天地相应，与四时相副。人参天地，故可为解。"（《灵枢·刺节真邪》）

总之，《内经》体系最重要的逻辑起点是天人相应。《内经》体系，大体是天人相应的体系。

问：可否具体说明《内经》如何体现天人相应呢?

答：试看《内经》如下说：

"人之合于天道也，内有五藏，以应五音、五色、五时、五味、五位也；外有六府，以应六律。六律建阴阳诸经而合之十二月、十二辰、十二节、十二经水、十二时、十二经脉者，此五藏六府之所以应天也。"（《灵枢·经别》）

显然，五藏六府、十二经脉等中医体系的理论硬核，就是天人相应的推演，且至今奉为核心理论。

《内经》论穴位数目，也是据天人相应推出。如：

"气穴三百六十五以应一岁……凡三百六十五穴，针之所由行也。……孙络三百六十五穴会，亦以应一岁……溪谷三百六十五穴会，亦应一岁。……孙络之脉……亦三百六十五脉。"（《素问·气穴论》）

《内经》的九针说，也是为了合于天道。如：

"九针……上应天光星辰历纪，下副四时五行。"（《素问·三部九候论》）

"九针者，天地之大数也。"（《灵枢·九针论》）

"九针者……合于天道、人事、四时之变也。"（《灵枢·外揣》）

问：经脉内联脏腑，外络肢节。十二经脉，应内联六脏六腑。假设如此，五脏六腑说不是自相矛盾吗?

答：确实如此。今《内经》乃至当代中医未能弥合此矛盾。但是，不平心读《内经》者，即便终生手不释卷，也会视而不见。

问：那么，五脏六腑说的根据到底是什么?

答：今本《内经》，凡总提藏府，只见五藏六府。计《素问》凡14

见，《灵枢》凡 37 见。

为什么五六十一呢？这完全是天人相应思想的表现。汉代之前，五六模式还没有被视为生命构造的最高模式。到脏腑经脉说创立时，五六思想影响极大。

《汉书·律历志》说："天六地五，数之常也。天有六气，降生五味。夫五六者，天地之中合，而民所以受生也（**按**：此句的意思是'人之所以有生命'）。故日有六甲，辰有五子，十一而天地之道毕，言终而复始也。"于是必须五脏六腑。否则，不足十一，有违天数，人的生命构造就没有根据。

关于为什么《内经》凡总提脏腑只说"五脏六腑"的详细拙见，请参看旧作《中西医结合二十讲》第四讲或"藏五府六考"一文（网上即可搜索到）。这里不再细说。

关于脏腑数目之其他说法，也无不是天人相应之。限于篇幅，只举"九藏"说。

"夫自古通天者，生之本，本于阴阳，其气九州九窍，皆通乎天气。故其生五，其气三。三而成天，三而成地，三而成人。三而三之，合则为九。九分为九野，九野为九藏。故形藏四，神藏五，合为九藏以应之也。"（《素问·六节藏象论》）

经脉也有过四经脉、十二从脉等说，却也是天人相应之。如：

"人有四经十二从，何谓也？岐伯对曰：四经应四时，十二从应十二月，十二月应十二脉。"（《素问·阴阳别论》）

总之，尽管《内经》的理论硬核有明显矛盾，却都是天人相应的推演。

于是，更应该说：《内经》体系就是天人相应体系。

问：《内经》还有病因、病机、诊法、治则、运气等学说，也都是天人相应的推演吗？

答：大体如此。

限于篇幅，不一一举经文详细说明，只略说一下脉诊和运气。

《内经》论脉象，主要讲四时五脏脉。其中这样讲平人：

"所谓平人者不病，不病者，脉口人迎应四时也。"（《灵枢·终始》）

显然，脉不应四时就是病人。

至于五脏脉如何应四时，经文颇多，容易查到，不再举。

运气学说更是完全在天人相应观念下推演出来之。且看两段经文。

"天有五行御五位，以生寒暑燥湿风；人有五藏化五气，以生喜怒思忧恐。论言五运相袭而皆治之，终朞之日，周而复始。"（《素问·天元纪大论》）

"夫道者，上知天文，下知地理，中知人事，可以长久。此之谓也。帝曰：何谓也？岐伯曰：本气位也。位天者，天文也，位地者，地理也，通于人气之变化者，人事也。故太过者先天，不及者后天，所谓治化而人应之也。"（《素问·气交变大论》）

初学者也不难看出，上引两段经文是在论述人如何与天地相应。

问：《内经》中没有一句话不出天人相应吗？

答：不是。今《内经》近二十万言，不能全用天人相应网络周密。如《内经》说：拘于鬼神者，不可与言至德；恶于针石者，不可与言至巧；入国问俗，入家问讳，上堂问礼，临病人问所便；恬澹虚无，真气从之，精神内守等，均非为满足天人相应，但就《内经》体系而言，大体上是天人相应的。

问：天人相应是《内经》的创论吗？

答：不是。一般说来，一个时代的医学理论必然受当时占统治地位的思想影响。天人相应思想起源颇早，但是，此说占统治地位且历久不衰始自西汉。首先大倡此说者，乃西汉大儒董仲舒。

他说："人之形体，化天数而成。"（《春秋繁露·为人者天》）

又说："春生夏长，百物以兴，秋杀冬收，百物以藏。故莫精于气，莫富于地，莫神于天。天地之精所以生物者，莫贵于人。人受命乎天也，故超然有以倚……物疢疾莫能偶天地，唯人独能偶天地。人有三百六十节，偶天之数也；形体骨肉，偶地之厚也；上有耳目聪明，日月之象也；体有空窍理脉，川谷之象也；心有哀乐喜怒，神气之类也；观人之体，一何高物之甚，而类于天也。物旁折取天之阴阳以生活耳，而人乃烂然有其文理。是故凡物之形，莫不伏从旁折天地而行。人独题直立端尚正正当之。是故所取天地少者旁折之，所取天地多者正当之。此见人之绝于物而参天地。是故人之身首坌而员，象天容也；发象星辰也；耳目戾戾，象日月也；鼻口呼吸，象风气也；胸中达知，象神明也；腹胞实虚，象百物也；……阳，天气也，阴，地气。故阴阳之动，使（**按**：似有脱文）人足病喉痹起，则地气上为云雨，而象亦应之也。天地之符，阴阳之副，常设于身，身犹天也。数与之相参，故命与之相连也。天以终岁之数，成人之身。故小节三百六十六，副日数也；大节十二分，副月数也；内有五藏，副五行数也；外有四肢，副四时数也；乍视乍瞑，副昼夜也；乍刚乍柔，副冬夏也；乍哀乍乐，副阴阳也；心有计虑，副度数也；行有伦理，副天地也；此皆暗肤著身，与人俱生，比而偶之弇合。"（《春秋繁露·人副天数》）

又说："求天数之微，莫若于人。人之身有四肢，每肢有三节，三四十二，十二节相持，而形体立矣。天有四时，每一时有三月，三四十二，十二月相受，而岁数终矣。"（《春秋繁露·官制像天》）

对照《内经》和上述引文可知，董氏的思想于《内经》中无不具备。此乃当时思想背景使然，无足怪。

关于人如何具体地与天地相应，《内经》的说法与《春秋繁露》不全相同，《内经》经文也不完全一致。但毫无疑问，二者之基本思想一致。不再引用《内经》关于天人相应之其他论述。

问：董氏的天人相应类多附会，他的见解不是没有什么价值吗？

答：并非如此。古人没有别的根据说理，那时的理论形态只能如此。此外，天人相应给我们留下了相当大的改造空间，因而不难使之与当代医学和当代科学接轨。

问：如何改造呢？

答：天人相应可以改称为：天人同律。意思是：人与自然遵循着共同的规律。即自然界的一切规律，都适用于人体。或者说，人体生理病理无不遵循自然界通用的原理。于是，想真正全面认识人体，必须先真正全面认识自然；想真正学好医学，必须真正学好各种自然科学。显然，只要承认这一点，中西医的融合，就没有根本障碍。

"天人相应"确有"天人同律"（更多称为"天人同道"）之义。只不过因为古人对天道——自然规律，认识很有限，于是在天人之间找共同规律时出现很多附会。

伤寒指归

问：何谓伤寒？

答：伤寒的概念有过几次较大的变化。《内经》说："今夫热病者，皆伤寒之类也。"什么是热病？"人之伤于寒也，则为病热。"以上均见《素问·热论篇》。这两句话，不是循环定义。换成不易误解的现代语言，上述概念的定义即是："热病是人体受寒发生的，以发热为主要症状的疾病。"热病是病名，寒是病因，热病的主要症状是发热。这一概念的内涵与外延都明确。中医最早关于热病的概念是狭义热病概念，即认为伤寒后只见发热或热证，不见发热恶寒的寒证或热证，更不见无发热的寒证。后来将因为果，伤寒变成病名，而且居于热病之上。这应该是仲景关于伤寒的概念。若用现代语言定义仲景所谓伤寒，应该是：伤寒是人体受寒发生的，以寒热为主要症状，既有热证又有寒证的疾病。

问：那么，伤寒的病因就是寒吗？

答：仲景之后，伤寒概念被进一步扩大，伤寒的病因不再限于寒。

《难经》说："伤寒有五，有中风，有伤寒，有湿温，有热病，有温病。"这个广义伤寒概念，受《素问》"冬伤于寒，春必病温"以及"风论篇""疟论篇"的影响。但《内经》无湿温之说。《难经》提出这一概念应从《素问·生气通天论》"因于湿，首如裹，湿热不攘"一句中来。这一广义伤寒概念，在认识热病方面有进步意义。因为湿、暑致病同样可发热，而且常比伤于寒即病者还要严重。但对伤寒概念的精确不利。

伤寒的病因到底是什么？《难经》中比较明确的是风、寒、湿三因。但是，热病、温病的病因却未说清楚，而且其中没有暑病。后来，《伤寒例》重提《内经》伏邪说。称冬伤于寒，中而即病者，名曰伤寒。不即病者，至春变为温病，至夏变为暑病。然而暑病后来又发生歧义。中医对暑病的认识始终不清楚，至少从未明确西医关于中暑的概念。温病在仲景那里是否属于伤寒，不很明确。《伤寒例》的说法，是一种理论解释，但它肯定温病属于伤寒。

自两晋至两宋初，广义伤寒的外延继续扩大。《肘后方》把时行、温疫也归入伤寒。《诸病源候论》将伤寒与时气、热病、温病并列，热病的病因与温病重复。其间的总趋势是广义伤寒外延渐广，而狭义热病已不可分出。《千金》《外台》，均略同此说。

宋人朱肱著《活人书》，将伤寒之外延扩大至十六种病，即：伤寒、伤风、伤寒见风、伤风见寒、风湿、中湿、风温、湿温、温毒、中暍、热病、温病、痉病、温疟、晚发、疫疠。

金元时代，河间学派以六气分外感病为六类或六门，说六气皆从火化，不承认伤寒有阴寒之证，无论狭义或广义伤寒均以火热概之。简言之，外感均属热证，伤寒自然是热病。故伤寒、热病混称由来已久。

明清时代，温病学说形成，除中风、伤寒外，原广义伤寒中的其他病种均归入温病。于是，外感热病分两类，伤寒与温病相对，温病概念明确，伤寒反而比较模糊。

近数十年来，论温病强调其传染性，温病一变而成为有传染性的外感病，无传染性者便是伤寒，因而伤寒的概念实际上又发生变化。

问：伤寒的概念如此难以把握，可否中西医结合地简化这个问题呢？

答：很容易。中医所谓伤寒（和后来盛行的温病），就是西医说的"感染性疾病"。但是，古人不可能认识致病微生物。所以，中医关于外感病的病因就是六淫——风寒暑湿燥火。六淫使人病，不是机会均等的。其中以寒致病的最多，于是早期的伤寒又成为外感病的总称。《伤寒论》最初就是通论风寒暑湿的。

问：风寒暑湿燥火都是气候或物理因素，它们都是病因吗？

答：旧作《伤寒论新解》说："读者久已习惯外感六淫说，其实，六淫中不仅风是多余的，暑与火也应合并为热（或者火归于暑）。所谓风、寒、暑、湿、燥、火，实际只是寒暑（热）燥湿四因，即温度和湿度异常变化。中医论外因，不考虑微生物，环境气候影响于人体者只有温度和湿度。温度异常即寒和暑，湿度异常即燥和湿。《伤寒论》主要讨论温度异常，特别是温度突然下降——寒对人体的损害。

风几乎与寒并列，有深远的历史认识根源。气候因素中，除阴晴雨雪外，最便于耳目和体表感知的便是风，而且比阴晴雨雪还要常见，因而，风曾被视为最重要的病因。从当代高度认识风使人得病，不过是因其使空气流动而使人感到凉爽或寒冷（对湿度亦有影响）。即实际上还是寒——环境导致全身或局部温度突然降低，引起机能紊乱。

古人很难说清这一点。仲景大约已经认识到风不宜与寒并列，但不很彻底。寒热燥湿过度或突变，均能使人得病，其中因寒得病者最多。仲景书名《伤寒论》，用意很清楚。"（马堪温，赵洪钧．伤寒论新解．北京：中国中医药出版社，1996：111～112）

旧作《中西医结合二十讲》对此有更详细的说明，必要时请参看。

问：伤寒有六经之说，六经是什么意思呢？

答：旧作《伤寒论新解》说过："六经是什么本来可以一言而决——它是由一阴一阳推出的哲学定理。生命现象都可分三阴三阳。六经并非人体特有。人体之构造和生理病理过程自可分六经，若分十二经便非六经。仲景只讲六经，不讲十二经。六经之经非经脉之经。若按爱因斯坦的说法，六经是一种人体的理论模型。"

问：如何把人体分六经呢？

答：就是按照六经病纲领涉及的部位划分。即头颈四肢躯壳、膈上为太阳；消化道内为阳明；腹部消化道外为太阴；膈之内下为厥阴，膈之外上为少阳；血脉为少阴。这样才能解释为什么太阳病头项强痛，太阴病腹痛下利，厥阴病厥而气上攻心；少阴病脉微细；少阳病胸胁胀满或两肋疼痛。

问：辨清六经病，即可施治吗？

答：不是。伤寒辨证施治，主要根据表里虚实寒热。比如，表寒虚用桂枝汤，表寒实用麻黄汤。里热燥实用大承气汤；表里寒热虚实夹杂用柴胡汤；里寒且大虚用四逆汤；膈上郁热用栀子豉汤；表里大热用白虎汤等。

问：《伤寒论》或张仲景就说得如此明白吗？

答：还没有如此明白，但主要的意思是有的。后人重视且不断阐发《伤寒论》，就是阐发仲景如何分辨阴阳表里寒热虚实。

问：请就重要伤寒方证，略述尊见好吗？

答：主要如下：

1、桂枝汤证是寒邪在表而正气不足，一般称之为"表虚"。所谓表虚指病邪在表而（全身）正夺的意思，不是说只有表的正气不足。桂枝汤的功用就是温阳补气。温阳就是祛寒，补气针对正夺。旧作《伤寒论新解》有"桂枝汤新解"，说它的功用是补中益气。

2、麻黄汤证是寒邪在表但无正夺，一般称之为"表实"。所谓表实指病邪在表而（全身）正气充实之意，不是说这时表的正气充实。关于麻黄汤治表实的详细机理，请参看旧作《中西医结合二十讲》第十七讲所附"中药药理学应说清中医特色"一文。

3、葛根汤证是寒邪在表正夺不明显且项背强几几。葛根汤的功用就是针对麻黄汤证合并项背强几几。旧说谓此证为二阳合病且偏于热，亦可取。

4、柴胡汤证是寒热夹杂、虚实夹杂、表里兼病。小柴胡证重在里虚，大柴胡证重在里实。小柴胡汤的功用是温清兼施并扶助正气；大柴胡汤的功用是清热并除里实。详细拙见请参看旧作《伤寒论新解》。

5、栀子豉汤证是隔上郁热，故栀子豉汤的功用就是清隔上热。

6、泻心汤证是心下有热，故泻心汤的功用就是除心下热。

7、大承气汤证是里热且有燥屎，大承气汤的功用是清里热、下燥屎，不烦详细说明。

8、白虎汤证是表里俱大热，故白虎汤的功用就是清表里大热。

9、五苓散证是表未全解或有里热且失津，故五苓散的功用就是帮助水液输布并略有补益作用。关于五苓散以及五苓散证的详细拙见，请参看旧作《伤寒论新解》中的"五苓散新解"。

10、四逆汤证是里大寒且虚，故四逆汤的功用就是大温里且补虚。

11、理中丸（汤）证乃脏有寒，故理中丸的功用就是温里。

温病要义

问：温病是什么意思呢？

答：在《内经》和《伤寒论》时代，温病还是伤寒的一种，即它的病因也是寒，只不过不是受寒之后立即发病。《伤寒论》的"伤寒例"中多次提到温病。计有：温病、暑病、时行、冬温、寒疫、温疟、温毒、温疫。《难经》二十二难说："伤寒有五，有中风、有伤寒、有湿温、有热病、有温病，其所苦各有不同。"总之，到《难经》时代，温病还包括在伤寒之中。

问：温病概念后来发生了什么变化呢？

答：最重要的变化是：明末人吴又可提出的"戾气"说。他认为，温病的病因是"戾气"（又称杂气、厉气等）。"戾气者，非寒、非暑、非暖、非凉，亦非四时交错之气，乃天地别有一种戾气，多见于兵荒之岁，间岁亦有之，但不甚耳。"戾气说具备了微生物病因说的全部要点，于是，这时的温病强调其传染性，温病与瘟疫大致等价。不过，清代的温病学派与吴又可的看法不完全相同。他们不很强调温病的传染性，也没有完全继承"戾气"说。

吴瑭说："温病者有风温、有温热、有温疫、有温毒、有暑温、有湿温、有秋燥、有冬温、有温疟。"（吴瑭　温病条辨　人民卫生出版社 1963 年第 1 版 12 页）显然，六淫都可致温病。

当代中医教科书上说：温病是指感受温邪所引起的，以发热为主证，具有明显季节性的一类急性外感热病的总称。一般还进一步说明温病常常传染，热证较重，容易耗津伤阴。

问：如此说来，温邪就是温病的病因吗？

答：从上述定义看，是这样的。但是，这个病因不在六淫范围之内，也不属于七情。于是，如果不接受吴有性的戾气说，它就与传统理论矛盾——此前的中医病因学框架内没有温邪之说。换言之，没有戾气学说，在中医体系内温病也是说不清的病。

问：伤寒与温病真的完全是两类性质不同的疾病吗？

答：没有西医可供对照时，中医可以说伤寒与温病是两类性质不同的疾病。即二者病因不同，病机不同，邪气侵犯人体的途径不同，辨证理论不同，治法不同。现在则不宜这样看了。仲景所研究的，显然也是感染性疾病或传染病，否则，仲景的二百多族人，不会在十年内因病死亡三分之二以上，其中，死于伤寒者占十分之七。显然，仲景时代已经有了温病学家研究的多数传染病。

又，旧著《中西医结合二十讲》中曾说：

书本上分寒温，已比较难。临床上分寒温常无明确标准。比如今所谓流感，伤寒家会说是伤寒，温病家会说是温病。倘非重证，用两家方法均可愈病。初起单用温病方或单用伤寒方，不辨证施治的大宗临床报道均有。由此可知，伤寒温病之分并非绝对，轻证施治而愈，并非全因药治。治无大误，机体从不同方面得助，均可促进病愈。况且凡轻证，本可不药而愈。此所以古人云"有病不治，适得中医"。反之，即在今日，术业不精者，轻证治重，重证治死，并非罕见。假如再有门户之见，尤非病家之福。

问：那么，温邪之说就没有什么意义了吗？

答：主要意义就是它便于解释温病初起就见热证，于是温病初起就使用凉药。

问：温病学说较伤寒学说有什么重要进步呢？

答：最重要的就是戾气说。其次是叶天士提出的"温邪上受，首先犯肺，逆传心包。"（叶香岩　外感温热篇见南京中医学院编　温病学　上海科学技术出版社　1978 年第 1 版　314 页）这就是后人说的十二字纲领。再其次是温病的治法与伤寒不同。主要有：①初病解表不用辛温，而用辛凉；②热入血分用清营凉血法；③神昏用开窍法，为伤寒古法所无；④息风止痉法；⑤滋阴养液法。此外如清气法、和解法在仲景已有，但温病家具体治法更细致，可补其不足。

问：如何理解十二字纲领呢？

答：温邪的意义见上。上受和首先犯肺，意思就是通过呼吸道侵犯人体。这与西医所谓呼吸道感染意思完全相同。逆传心包，就是西医说的出现了昏迷，这便于解释热病初起就会出现昏迷。

问：如何简明扼要地把握温病呢？

答：中西医结合地把握就是捷径。

所谓伤寒、温病，都是西医所说的感染性疾病。其中多数有传染性。感染性疾病的病因，就是致病微生物和寄生虫。早期中医称之为伤寒，主要是最常见的感染性疾病感冒和流感要以受寒为诱因或多见于比较寒冷的季节。温病独立，先是一些医家发现此类疾病具有明显的传染性，而后是看到它们多见热证。

外感述要

问：何谓外感？

答：就是中医所谓外因所致的疾病，主要是中医所谓伤寒和温病。

问：伤寒和温病相当于西医的什么病呢？

答：基本上相当于西医所说的感染性疾病。

问：西医认为感染性疾病的病因是什么呢？

答：是致病微生物和寄生虫。

问：中医所谓外因指什么呢？

答：指太过的风、寒、暑、湿、燥、火等六气，习惯上称为六淫。

问：可否顺便略述中医关于疾病的分类？

答：可。中医把疾病分为两类或三类。因外因所致者，为外感病；因内因所致者，为内伤病；因不内外因（实际上还是不出内外因）所致者，为不内外因病。

问：这种分类始于何时呢？

答：此种分类方法始于《金匮要略》，定型于宋代人陈言（无择）所著《三因极一病证方论》。陈氏说：[人]"外则气血循环，流注经络，喜伤六淫；内则精神魂魄志意思，喜伤七情。六淫者，寒暑燥湿风热是。七情者，喜怒忧思悲恐惊是。……六淫天之常气，冒之则先自经络流入，内合于脏腑，为外所因；七情人之常性，动之则先自脏腑郁发，外形于肢体，为内所因；其如饮食饥饱，叫呼伤气，疲极筋力，阴阳违逆，乃至虎狼毒虫，金疮踒折，疰忤附着，畏压溺等，有悖常理，为不内外因。"此后，中医分病即基本沿用此说。

问：显然这是按病因分类，可见古今人和中西医无不重视病因。那么，中医关于外因的认识准确且全面吗？

答：不可能要求古人的认识准确且全面。

问：如何自西医角度看六淫呢？

答：详细拙见请参看旧作《中西医结合二十讲》第八讲：中西医病因学会通。简单说来，六淫不外气候环境因素。所谓六淫，实则四淫。即异常的寒热燥湿。风与火是多余的。火即热，风的本质是寒。

问：如此说来，中医所谓六淫，都是物理（**按**：气候属于广义的物理）因素，不是和西医对外感病的认识大相径庭吗？

答：是的。两家之间的距离确实很大。不过，这不等于中医理论（即六淫说）完全错误，而西医理论完全正确。

问：如何会通中西医外感病因学，或者自当代高度看中西医外感病病因学和发病学呢？

答：旧作《中西医结合二十讲》有如下简明论述：

寒热燥湿致病是生活常识或直觉承认的。西医不否认这一点。

以感染性疾病而言，即便是西医传染病专家，一旦突然受寒，也立即会想到自己很可能要感冒了。这时并不需要复述一遍微生物病因学。半个多世纪以前的西医教科书中，也常常提到气候因素的致病作用。新近的西医教科书，日趋忽略气候因素。这是不全面的。不承认气候因素，就无法解释某些传染病的季节性。更不能解释，突然受寒很容易感冒这个直觉常识。

怎样统一中西医认识呢？拙见如下：

制约外感病发病的因素有三：①人体抵抗力，即正气；②致病微生物（和部分寄生虫）；③气候异常或气候环境条件突变——即传统上说的六淫或我说的四淫。

一般情况下，人体抵抗力是决定因素。但是，当微生物致病力很强时（即出现了人群易感性很强的微生物），微生物就是决定因素。这时，多数发病者体质并不衰弱，也常常没有明显的气候异常。

最多见的情况是，气候环境条件突变改变了微生物与人体和平共处的状态，使所谓条件致病微生物致病。其中最多见的又是受寒。这时，应该说气候环境条件突变是发病的决定因素，西医看作诱因不妥。

气候环境条件突变不如微生物重要的关键是：气候因素只在发病前或发病之初起作用。因为，在正常生活条件下，人体会迅速脱离不利的气候环境，但微生物仍然会继续起作用。假如人体不能在表证阶段痊愈，病情就会复杂多变，持续较长时间。换言之，微生物一旦致病，就会在疾病全过程中起作用。这时作为诱因的气候环境条件突变因素，一般早已不存在了。因此，总的说来，西医对外感病因的看法更本质一些。自然，中西医结合来看，就更好。

于是，有必要再次强调人体抵抗力的重要性。任何烈性传染病，都不可能使人群的所有成员得病。在基本生活条件得到保证时，就更是这样。不病的人不一定具有特异免疫力。中医叫作"正气存内，邪不可干"。

反之，在人体抵抗力过于低下时，本来不致病的微生物，也会使人得病。这时，可以没有气候异常因素起作用，中医称为正夺，即正夺是发病的主要矛盾方面。

西医的病因学，在认识正气方面有重大缺陷。

重视正气因而有扶正祛邪法，是中医病因病理学和治疗学的特色和至今保持的长处。

问：中西医关于外感病有哪些临床学说呢？

答：中医论外感病先后有伤寒学说和温病学说。西医论外感病就是感染性疾病，特重视其中的传染病。西医发现的感染性病因又分为病毒、细菌和寄生虫三类。每一类都是很复杂的学问。

问：中西医外感学说如此复杂，可否给我们一个方便实用的纲领呢？

答：简单说来，外感病或感染性疾病，不过是讨论如何认识正邪关系而已。紧紧抓住正邪关系不放，就是抓住了纲领。换言之，治疗外感病不外恰当地扶正和祛邪。

所谓恰当地扶正和祛邪，就是看正邪哪一方是导致疾病的主要矛盾方面。邪盛为主，治疗即重在祛邪；正夺为主，即重在扶正。当然，也可以祛邪的同时扶正。即攻补温清兼施。

问：请进一步说明正邪。

答：先说比较容易理解的邪气。

前已述及，中医所谓外感邪气，就是寒热燥湿四淫。西医的感染性病因，就是致病微生物和寄生虫。

实际上，中医说的外邪，暗含着西医说的致病微生物和寄生虫。

假如纯粹是四种物理因素致病，治疗上就是治寒以热、治热以寒、治燥以润、治湿以燥。比如防治冻伤最有效的手段是温暖；防治中暑（日射病、热射病和热痉挛，中医称之为中暍）最有效的手段是凉爽；治热病伤津最好滋阴增液（包括西医输液治高渗脱水和中医用大承气汤治燥屎等）；治水肿利小便等。

表面看来，中医治外感初起就是治伤寒用温热，治温病用寒凉。不过，中医所谓伤寒的病因显然不仅是寒，温病的病因也不仅是温。于是，伤寒也有热证而要治以寒凉。温病也有寒证而治以温热。至于为什么寒因会出现热证，热因会出现寒证，中医是用阴阳思想解释的。即寒极则热，热极则寒。

有了西医知识，对伤寒为什么发热就有了更本质的认识：致病微生物和寄生虫的毒素所致。西医治感染性疾病，特别重视使用对致病微生物和寄生虫有特效药物。然而，西医疗法常常无效或效果不佳。主要原因是西医不很重视正气，也没有类似补益中药——特别是补气药——那样的西药。

问：请进一步说明正气。

答：所谓正气，就是人体抵抗力及其物质基础。抵抗力显然要靠机体的其他生理机能支持，而一切生理机能都要有物质基础。于是，当人体机能和物质基础明显低下时，治疗就以扶助正气为主。人体补充正气的常规途径是饮食（和呼吸），故治疗外感病乃至任何疾病都要注意保护食欲和消化功能。当机体进食很少或完全不能进食时，要恰当使用西医的支持疗法。如果能口服中药，就要使用扶正法。近来发明了很多静脉用的扶正中药制剂，使中医扶正有了现代给药途径。当代医家应该充分发挥中西医结合扶正的优势。

问：尊见以为目前治外感最常见的偏差是什么呢？

答：最常见的偏差有三。其中最严重的是滥用皮质激素。

问：为什么滥用皮质激素后果最严重呢？

答：外感而滥用皮质激素，恰如一个国家受到敌人侵犯却让它的军队休眠，后果严重可想而知。详说请参看旧作《医学中西结合录》"呼吁停止滥用皮质激素"。

问：还有两种偏差是什么呢？

答：就是西医滥用抗菌药，中医滥用苦寒清解法。

问：为什么会出现这种偏差呢？

答：主要是人们受西医思路影响，认为外感病只需杀灭微生物即可，而杀灭微生物的西医手段就是抗菌药，中医手段就是苦寒清解法。实际上，任何"特效药"都必须通过正气与邪战才能起作用。换言之，没有机体免疫力的参与，任何药物都无效。这就是为什么当正夺为主时，要首先扶正。可惜，包括当代中医在内，很多人没有认识这一点。

脉诊真诠

问：中西医都有脉诊，它们有什么异同呢？

答：中西医都把脉搏视为主要生命指征。两家诊脉都是诊察动脉。最常诊察的是：腕部桡动脉——中医称为寸口脉。此外还常诊察足背动脉（跗阳脉）、颈外动脉（人迎脉）、颞浅动脉、股动脉和手指周围动脉（最常诊察食指掌侧内动脉）。这是两家完全相同的。还有，中西医诊脉也都要察脉搏的频率（迟数）、节律以及强弱。不过，西医诊脉主要看有无脉搏并了解频率和节律。中医则还要查更多的内容。

问：西医的脉诊为什么那么简单呢？

答：这是西医理论决定的。西医认为，脉搏是心跳所致，是血液循环是否存在的充要指征，与其他内脏等器官的功能状态没有直接关系。故西医诊脉首先看有无脉搏。无脉搏就可能无心跳。无心跳就是循环停止。循环停止就是死亡。这就是为什么桡动脉无脉搏时，西医要立即看颈动脉等可触及的大动脉是否搏动。假如颈动脉也没有搏动，要立即听心脏、测血压或做心电图判断是否无心跳。

总之，西医诊脉不过是看看心脏这个血液循环的泵是否在"泵"血，以及"泵"的频率、节律和力度（一般不很重视力度）是否大体正常。此外就不重要了。

问：桡动脉无搏动肯定都是危险情况吗？

答：不一定。确有极少数人没有桡动脉搏动。他们虽然不正常，却不是危重情况，更不是濒临死亡。尽管如此，见寸口无脉还是要特别重视，理由已如上述。当然，医家诊病不是只靠脉诊。比如，面对一个神清气爽、语言流利、活动敏捷的人，即便没有寸口脉（自然，这种情况十分罕见），也不会认为他面临死亡，只不过要进一步弄清为什么。

问：脉搏的频率和节律对西医有什么意义呢？

答：脉搏大体与心跳同步，故脉搏的频率和节律大体就是心跳的频率和节律。心跳是血液循环的动力来源，正常的心跳频率、节律和力度表示循环大体正常。心跳与脉搏不同步，主要见于早搏、逸搏、心房纤颤和严重心动过速。目前，心电图检查很普及，这种不同步的程度和性质很容易发现，不必细说其所以。

问：中医脉诊为什么比较复杂呢？

答：这是中医理论决定的。中医的循环概念，是气血在经脉中循环。但是，中医没有发现心脏是循环的中心，也没有认识到脉搏是心跳所致。故虽然中医也把无脉看作严重情况，却不会想到心脏听诊——古时也没有这一手段。

为了使脉诊对疾病的诊断有定位和定性意义，中医对脉象原理做了三个重要预设。

问：哪三个预设呢？

答：一是预设脏腑的功能状态各体现在脉的固定部位，即把左右寸口各分为寸关尺三部，分别配属六脏六腑，于是，各部脉象代表着相应脏腑功能状态。这样就能通过两手六部脉诊断病在何脏腑。

二是预设脉象的浮沉代表着人体表里气血运行状态，于是见浮脉为病在表，见沉脉为病在里。

三是预设脉象的力度代表气血运行强度。于是，缓和脉为气血运行正常；细弱脉为气血不足；有力脉为气血壮盛或亢奋。依此类推。

当然，还有其他预设。如脉与四时相应为正常，否则为病态；上部脉（颞动脉等）代表上部气血状态，下部脉（趺阳等）代表下部气血状态；弦脉为病在肝等。只是，不如前三个预设重要。

问：这些预设能够得到证实吗？

答：预设一不能得到临床证实。古代著名医学家对六部如何分配脏腑也说法不一，故不宜遵循此说。如果说此说还有可取的话，可认为两尺脉关乎肾，两寸关关乎心肝脾肺。即所谓"上（寸关）以候上，下（尺）以候下"。但须知，这里所说只是中医理论中的五脏。

预设二较预设一价值大，但也不能完全照搬。

预设三较预设二价值更大，但也不是绝对的。

其他预设更是只能作为参考。

问：如此说来，传统脉诊理论大多不实用，中医脉诊不是意义很小吗？

答：并非完全如此，但此事比较复杂。

问：请介绍尊见的要点。

答：要知道，中医诊病，不是完全靠脉诊，也不是主要靠脉诊。中医诊法讲望闻问切，切脉居其末，就是更重视望闻问。按照我的看法，四诊中最重要的是问诊。古代医家没有实验室辅助诊断手段，完整而可靠的病史（主要是患者叙述的症状及其变化经过）在诊断方面就更具有重要意义。总之，中医诊断要四诊合参，除非见极典型的脉象，脉诊只有参考意义。

问：那么，到底如何看中医脉诊的意义呢？

答：中医讲究辨证论治，其中最重要的是"八纲辨证"。我还在"证治纲领"把它进一步简化为"念念不忘辨四证"，即念念不忘辨虚实寒热。故中医脉诊中最重要的就是对"八纲"或"四证"有重要诊断价值的脉象。换言之，传统上虽有四时五脏脉、寸口六部对应脏腑之说，脉象有28种或更多，我们却要首先掌握对"八纲"和"四证"最有诊断意义的脉象。在这方面，脉诊也确实很有意义。

问：寒证有哪些典型脉象呢？

答：主要有：沉、迟、紧和微细脉。

但须注意，它们不仅仅提示寒证，只是当望闻问提示寒证时，再有此类脉象则更支持寒证。

问：热证有哪些典型脉象呢？

答：主要有：数和洪大脉。

但须注意，它们不仅仅提示热证，只是当望闻问提示热证时，再有此类脉象则更支持热证。

问：虚证有哪些典型脉象呢？

答：主要有：微、细（甚则无脉）、大、短、芤、数、虚、结、代、沉、涩、弦、弱、濡、动、促、疾等。

按：今《中医诊断学》教材28脉为：浮、沉、迟、数、洪（大附）、细、微、散、虚、实、滑、涩、长、短、弦、芤、紧、缓、革、牢、弱、濡、伏、动、促、结、代、疾。其中21脉主虚。

注意！脉象对虚证的诊断意义最大。以上除沉、数、大不一定主虚外，其他都肯定主虚。至于见脉象散乱无根或雀啄、虾游等，则已经临危，属于大虚更无疑问。

问：实证有哪些典型脉象呢？

答：主要有：洪、大、紧、长、实脉。

但需注意，中医关于实证的概念多歧。有形的实证如结粪、腹水、肿物、死血等，不以脉象为诊断依据。如腹水本质上大多属虚，即所谓邪盛正夺。热病大承气证的结粪，多数也已经有正夺。无形的实证，主要指外感病正邪斗争呈激烈状态。这时一般还伴有高热等。

问：您关于脉诊还有哪些心得呢？

答：旧作《中西医结合二十讲》中有如下说：

一位聪明而有经验的医生，总会充分利用脉诊的价值，即便他并非完全按中医理论去做。

在临床实际工作中，很多时候，医生的责任，并非做出准确诊断，而是对病情危重程度迅速做出判断。病情危重医生还不知道，常是发生医疗事故、医疗纠纷的主要原因。要想迅速对众多病人的危重程度做出准确判断，必须方法简便。一位理论知识扎实而且经验丰富的医生，能够在一两分钟之内判断病情是否危重。这时不需要也几乎不可能借助任何仪器。在没有监护设备时，这是医生的硬功夫。现在有了监控设备，医生仍然需要这种功夫，因为监控提供的信息还是很有限。比如，精神和神志状态就不是监控能随时发现的。休克前期，也不容易通过监护发现。这时，脉诊就是重要手段之一。医生应能在一两分钟之内，单靠望闻切和极简单的问诊，就知道病情是否危重。熟练的医生，做到这一点，有时不用一分钟。在三种场合，需要医生的这一本事。一是病房值班巡视；二是急诊室；三是战场救护和突发事件中多人受伤抢救。

实际临床工作中，脉诊还具有诊脉之外的意义。诊脉是医患接触的特殊方式。这时，双方都要调整精神和心理状态。它拉近了双方的心理距离，同时给医生一个短时期静心思考的机会。医生应该充分利用这个机会。

问：可否介绍您以为前人论脉最有助于后人者？

答：据我所知，近代名医杨则民论"脉与诊疗之关系"最值得一读，摘引如下：

脉与诊疗之关系，殆有四端：

一曰知病机：疾病千万，症候十百，若语其要则阴阳虚实表里寒热八字而已。辨此八字，可以论病，可以施治，可以用药，医者欲知病机必须辨此。凡新陈代谢机能之亢进者为阳，衰减者为阴；神经兴奋者为阳，衰弱者为阴；体力壮实者为阳，不足者为阴；血行亢进者为阳，减退者为阴；病理机能积极者为阳，消极者为阴。其应之于脉，则浮、洪、革、动，脉压之高张者为阳；沉、微、牢、伏、脉压低落者为阴；脉管紧张而现弦、紧之脉者为阳；脉管弛缓而现弱软者为阴；脉搏数者为阳；迟者为阴；血行充盈而现滑、长、实脉者为阳；血行不足而现涩、短、虚脉者为阴。且症候变化不一，有阳证而现阴脉者，为转机将恶象；有阴证而现阳脉者，为预后良好征。此非以脉辨之不可也。复次，寒热者非仅以体温言之，亦非阴阳之代名（所谓寒属阴而热属阳也）。凡体温旺盛超过三十七度以上者为热，体温低落不及常温者为寒。病势在进行中而排出多量（吐、利、汗、尿、痰）或热甚而不能排出者为热。病势停顿而排出减少，或不能自止者为寒。全身或局部充血者为热，反之贫血者为寒。然有症状虽热脉反阴者，症状似寒而脉反阳者，尤非辨之以脉不可也。阴阳寒热如此，表里虚实亦然，皆赖脉以辨之。此脉诊之所以为知病机之要道也。

二曰定治法：治病之道，除病毒扶正气而已。病毒猖獗而现病理机转之亢进，前人称为实证。正气强盛则抵抗病毒而有余，每现症候发扬之状，前人称此为阳证。病毒与正气俱盛，邪正相杀，每现大热、大痛、大寒、大渴之象，前人称为实证。斯时应之于脉，必具洪、弦、滑、数之象。若病毒已杀则由病理机转为生理机转，脉必缓弱而迟。正气衰弱则抗病之力不足以言，而现弱症阴症。应之于脉搏则微软涩迟之脉乃见。若病毒方盛而正气已衰，或正气方张而病毒已除者，则阳证阴脉，阴证阳脉，交互错综不易分明矣。《伤寒论》太阳、厥阴二篇，于脉症相应与否之间甚详尽焉。古称大实有羸状，至虚有盛候者此也。然人症俱实，可用攻击疗法；人症俱虚，宜用强壮疗法；人虚症实除病宜先，症虚人实不治自愈。于施治进退之际，若非参以脉诊，何足以定治疗。张景岳曰："治病之法无逾脉息。"知言哉！

三曰决预后：脉证以决预后最为明确。如中风、惊风等脑疾患，无论为角弓反张，为四肢瘫痪，为不语如尸，为腹满遗尿，为便尿阻滞等症，脉以缓、弱、迟者为顺。盖病发时，延髓之迷走神经兴奋而阻止各部分之动作。应之于脉，遂现缓、弱、迟象也。若迷走神经麻痹，不能制止脉神经之兴奋，则脉必现实、大、数象。夫脑病至于延髓麻痹，则脑病之深可知。故脑疾患之脉缓、弱、迟者吉，急、大、强者逆。急性慢性之热病，体温放散不已，最宜注意心脏之健全。故宜洪大而数。心脏未衰之象也。故脉诀曰："伤寒热病喜脉浮洪，沉微涩小症反必凶。""火热之症洪数为宜，微弱无神根本脱离。""骨蒸发热脉数而虚，热而涩小必殒其躯。"皆以心脏盛衰而决生死也。（上引见《医宗金鉴》）凡体内病毒充盛，急待排出者，脉以洪实为吉，如跌仆血瘀，淋沥便毒，癃闭尿毒，黄疸湿毒，肿胀水毒，内痈外痈未溃时之脓毒，以及积聚块毒，三消病毒，血瘀内凝等症，皆待排出其毒素者，脉如洪实则预后必良，以体力强壮能抵抗任攻击。若脉微细短涩则预后不良，病毒方张而人已虚故也。又凡体液损耗过多（亦即病的产物过多），则正气自虚，病势宜杀，宜现沉小缓弱之脉，因病理机转（亦即生理机转），由亢进而趋平常也。如大汗、大吐、大下（或久脓、新产亡血），其脉皆以沉小缓弱为吉，若脉现实大而强，此为病势尚在进行之征。夫在体液消耗过多之后，而病尤不绝进行，其生命尚能保持乎？故为逆也。又如"反胃呕吐，脉宜滑大""上气喘咳，脉宜浮滑"，固脉滑为消化机能旺盛之征（古人以脉滑为胃气），而二病又为慢性经过，惟消化良好，斯能保持体力，有自然治愈之望故也。

四曰识病所：结脉代脉为心脏病之征，可无论已。而藉脉得以测知病之所在者，如脉浮为病在皮肤向外之征，脉沉脉实为病在脏腑向里之征，又如寸部候上，自胸心肺咽喉头目之有疾也；关部候中，自胸膈以下至小腹之有疾也；尺部候下，自少腹腰肾膝胫足之有疾也。大小肠膀胱皆在下者也，亦依尺部。《内经》所谓"上以候上，下以候下"，可实验而识之也。又人体右部体内有著明之局部病者，必应之于右脉；左部体内有著明之局部病者，必应之于左脉；此亦历验不爽者也。脉识病所，不过如是，而脏腑当六部非其伦也。（杨则民遗著，董汉良、陈天祥整理《潜厂医话》人民卫生出版社 1985 年第 1 版 30～33 页）

问：目前高血压最常见，可否介绍此病的脉诊要点？

答：详细拙见请看旧作《中西医结合二十讲》，以下是要点。

单从西医理论知识出发，多数人会推断高血压患者的脉象应该洪大有力，至少应该有力，实际上并非如此。只能说部分患者呈现有力的脉象而且多数不洪大。

据笔者的经验，典型高血压脉象表现为两个极端。

第一种极端表现是：脉象"洪大弦急"或"洪大弦硬"。

第二种极端表现是：脉象"沉细弦硬"或"沉细弦紧"，大体上相当于伏脉或牢脉。

有无中间状态的比较典型高血压脉象呢？自然有的。即弦硬或弦紧有力之脉，也有的不见弦象，更不见弦硬，而见滑而有力。

六脉平和，也可以血压高。

六脉皆无也可以血压高。

枪击脉（或称冲击脉）原是西医术语，传统中医脉象用语中，似乎没有和它完全或基本对应的。此种脉象大多也提示高血压，但主要是脉压差很大，且收缩压高而舒张压可以在正常范围，甚至偏低。常见于动脉硬化的高年人。多数患者很瘦。

总之，切脉可以断定患者有高血压，但不能排除高血压。

为了纠正某些人对脉诊神化，以下列举著名医家的有关见解。

杨则民说："脉诊为近世医者病者所共信，以为诊病惟一之术。在医者可不加问诊而使三指以疏方。病家则隐匿病情以试医生脉诊之能否。医道之荒莫甚于此。此习不去，吾医将无立足地乎！"

李时珍说："脉乃四诊之末，谓之巧者尔。上工欲会其全，非备四诊不可。……每见时医于两手六部之间，按之又按，曰某脏腑如此，某脏腑如彼。俨然脏腑居于两手之间，可扪而得。种种欺人之丑态，实则自欺之甚也！"

张景岳说："古人以切居望闻问之末，则于望闻问之际，已得其病情矣。不过再诊其脉，看病应与不应也……以脉参病，意盖如此，曷以诊脉知病为贵乎。"

徐大椿说："病之名有万，而脉之象不过数十种，且一病而数十种之脉无不可见，何能诊脉即知其何病。此皆推测偶中，以此欺人也。"

辨病辨证

问：人们常说，西医辨病施治，中医辨证施治，辨证施治是中医的特色。这种看法正确吗？

答：不能说完全不正确，但是，有不少相关问题需要进一步弄清楚。

问：主要相关问题是什么呢？

答：主要是：什么是病？什么是证？辨证是什么意思？辨病是什么意思？辨病和辨证的目的是什么？只有弄清这几个问题，才能明白为什么西医要辨病施治，而且一般能够辨病施治；为什么中医一般只能辨证施治。

问：可否先给一个最简明的答案呢？

答：可以。中医之所以要辨证施治，是因为它基本上没有足以指导治疗的病的概念。西医之所以要辨病施治，而且一般能够辨病施治，是因为它常常有足以指导治疗的病的概念。

问：什么样的病的概念才足以指导治疗呢？

答：须明确限定以下三方面，才足以指导治疗。

即①准确而具体的病因；②准确的发病部位；③具体的病理变化。其中尤以①准确而具体的病因最重要。

问：中医为什么没有足以指导治疗的病的概念呢？莫非，中医临床书上讲的大多不是病吗？

答：的确如此。中医临床书上讲的大多不是病。略读中医临床书——包括现行《中医内科学》教材——就不难发现，书中所列大都是症状。如《中医内科学》各论的前十个标题是：感冒、咳嗽、肺萎、肺痈、哮证、喘证、肺胀、肺痨、痰饮、自汗盗汗。除了感冒和肺痨，它们显然都不能被看作独立的病——尽管古人也不能严格诊断肺痨等。更不难看出，书中有哮证、喘证、血证、厥证、郁证、痫证、虫证、痉证、淋证、痹证和痿证等。故可以说，中医临床书讨论的大都是症或证而不是病。

问：请继续回答其他几个相关问题好吗？

答：病和证的概念比较复杂，下面会详细说。辨证就是辨认或诊断清楚是什么证；辨病就是辨认或诊断清楚是什么病。辨病和辨证的目的都是为了指导治疗。

问：什么是病呢？比如，咳嗽，或腹泻，或发热，或头痛，可以叫作病吗？

答：显然不是。这四者只能说是症状或患者的主诉，即患者的主要症状或痛苦。根据四者之一不能诊断是什么病，加在一起也不能据以诊断是什么病。

问：那么，诊断或确认一个病，至少需要几个条件呢？

答：拿内科来说，至少要明确①病因；②病位；③病理三个因素才能诊断或确认一个病。

问：啊！明白了！原来，医生的诊断，不过是看病人所患属于书上说的哪一种病。我的理解正确吗？

答：基本正确。但须强调指出，在诊断过程中，医生首先想闹清原因，即做出病因诊断。其次就是发病部位和病理变化。比如，乙肝的病因是乙肝病毒，病位在肝脏，病理是炎症；流感的病因是流感病毒，病位主要在上呼吸道，病理主要是急性炎症；心肌梗死的病因是高血压和高血脂，它们引起了冠状动脉的粥样硬化，再进一步引起心肌缺血坏死。

问：外科方面有些不同吗？

答：至少外伤有些不同。外伤的原因一般非常清楚。比如机械性损伤最常见，其他物理（如烧伤、冻伤）、化学（如强酸或强碱烧伤）损伤因素一般也不需要仔细判断。患者本人一般都知道受了什么伤，伤害和痛苦也很明显。

总之，外伤的病因一般不需要医生寻找或诊断。诊断这些问题，主要是看损伤的准确部位、范围、程度和全身反应状态。

问：上面所举都是西医例子，莫非中医诊断完全不是这样吗？

答：粗看或初看，中西医之间大略相同。

比如，某患者的诊断为：伤寒太阳病。其中即含①病因（寒）；②病位（太阳——与表等价）；③病理（寒）。

再如，某患者的诊断为：春温邪在肺卫，其中即含①病因（温邪）；

②病位（肺卫——也大体与表等价）；③病理（热）。

再如，某患者的诊断为：思虑伤脾。其中病因、病位、病理尤其明确。

问：如此说来，中西医之间不是没有什么不同吗？

答：就重视病因、病位、病理的思路而言，确实大体相同。但是，由于历史条件所限，中医对病因、病位、病理的认识很模糊，尤以对外感病因认识疏略。于是，中医辨出的"病"，不足以指导治疗。即中医一般不能辨病施治。这也是为什么中医要辨证施治，以及为什么中医临床书上所列大都是证而不是病。

问：请再说明中医为什么不能辨病施治。

答：中医辨病大体是：①辨内伤或外感；如果是外感，则②辨伤寒或温病；如果是伤寒，则③辨属于何经病；如果是温病，则④辨病属卫气营血。至此，中医所谓病都不足以确定治法。再辨，就是辨证了。所以，中医一般不能辨病施治。

问：导致此种结果的原因何在呢？

答：关键问题是中医没有以病因为准的疾病概念。

问：内伤、外感、伤寒、温病，不是以病因为准的疾病概念吗？

答：中医的本意大体如此，但是，一拿来指导治疗，就说不通了。

比如，既然伤寒和温病的病因分别为寒邪和温邪，为什么不能直接针对寒温施治呢？伤寒的病因是寒邪，治伤寒一律用热药；温病的病因是温邪，治温病一律用凉药，不是于理很通吗！实际上却不是这样。合理的解释只能是，寒温不是真正的病因，至少不是热病的全部病因，或者说：中医没有以病因为准的疾病概念。

问：我们还是不明白：为什么内伤、外感、伤寒、温病，不是以病因为准的疾病概念？

答：对此需要从逻辑学方面说明，也需要从诊断的目的即医学的实用性说明。

诊断的逻辑学含义是：得出对象（即病人所患）的特殊概念。这一概念虽然不一定是对象独有的，却是内涵越深越好、外延越小越好。最好的诊断应该包含诊断六要素。见下文。诊断的目的是治疗，辨出来的病足以决定具体治疗，才能制定针对性强且全面的治疗方案。

反观内伤、外感、伤寒、温病等，都是非常宽泛的类概念。不能说此类概念对认识疾病完全没有意义，却不足以指导治疗。

所以，即便它们是以病因为准的疾病概念，也只是过于宽泛的、不足以指导治疗的概念。

问：西医的病都是以病因为准限定的吗？

答：至少"感染性疾病"如此。其余疾病虽然大多按系统分类——如消化系统疾病等——但西医诊断要旨，还是弄清病因。这也是为什么，西医要"辨病施治"，而且一般能够"辨病施治"。

当然，有的病、包括目前很常见的疾病如癌瘤等，至今病因不清楚，于是必然疗效不好。

问：可以进一步说清什么是病吗？

答：病是医生要解决的问题，可以抽象定义为：人体内部不和谐或与外界不完全适应的状态。

问：这种抽象定义，对医生无大帮助，可否给以具体且实用的说明呢？

答：医生治的病或写在病历诊断项下的病，需包括六个要素才算准确。

即①病因；②病位；③病生理异常；④病理解剖异常；⑤器官功能状态；⑥全身反应状态。可以称之为"诊断六要素"。

换言之，所谓诊断，包括：①病因诊断；②病位诊断；③病理生理诊断；④病理解剖诊断；⑤器官功能状态诊断；⑥全身反应状态诊断。

问：必须六要素齐备，才能认为诊断明确（即认准了一个病）吗？

答：六要素齐备的诊断不是很多，但是，最好具备前五个要素。假如，前三个要素之一闹不清，就是诊断很模糊。

问：请举例说明。

答：比如，某患者的诊断为：①慢性风湿性心脏瓣膜病（其中含病因"风湿"、病位"心脏瓣膜"、病解"慢性炎症"）；②二尖瓣狭窄伴闭锁不全（病理解剖异常）；③心房纤颤（病理生理异常）；④慢性充血性全心功能衰竭（器官功能状态）；⑤心功能Ⅲ级（量化之器官功能状态）。这个诊断很全面。

再如，某患者的诊断为：急性中毒型细菌性痢疾。此诊断虽未分列逐项，但已明确①病因（痢疾杆菌）；②病位（结肠为主）；③病理解剖变化（急性感染性炎症）；④病理生理变化和器官功能状态（消化道功能严重紊乱）；⑤全身反应状态（全身严重细菌毒素中毒，以高热、神昏、惊厥等为主要表现）。这个诊断也比较全面。

再如，某患者的诊断为：流行性感冒（或简称流感）。这一貌似简单的诊断也包括：①病因（流感病毒）；②病位（上呼吸道）；③病理解剖变化（急性感染性炎症）；④全身反应（急性经过、发热等）。此患者也必然有器官功能受损，但一般甚轻，不必见于诊断。如果出现急性呼吸衰竭（即所谓 SARS），病位就不限于上呼吸道。呼吸衰竭也是器官功能状态，这时患者也必然呈现全身衰竭状态。

问：对每一个病人，医生都应该而且能够做出这样全面而且准确的诊断吗？

答：不是。不少情况下不可能这样全面而准确。

问：请举例说明。

答：如癫痫、银屑病、白癜风、神经衰弱、宫颈癌、干燥综合征等即是。

问：为什么会这样呢？

答：主要原因是此类疾病的病因完全不明、基本不明或者因多种原因所致。其次是它们的病理生理也大多不很清楚，只能根据其症状做出模糊诊断。

问：诊断六要素的重要性依次如何呢？

答：一般而言，就是上面给出的顺序。即病因最重要，而后依次是：病位、病理生理、病理解剖、受损器官功能状态和全身反应状态。考虑到病位与病理解剖有部分重叠，且病位诊断一般较容易，最好突出病理生理诊断的重要性。即病理生理诊断的重要性仅次于病因诊断，甚至二者的重要性不分上下。

问：何种情况下诊断的轻重次序会有变化呢？

答：当某器官功能受损严重或全身反应状态严重时，它们往往比病因、病理更重要。

问：请举例说明。

答：急性左心衰竭、休克、呼吸衰竭（大多系肺功能衰竭，少数是中枢性的）等一旦出现，就会随时危及生命。这时的病因往往不很明确。即便明确，治疗的当务之急也不是消灭病因。如果这时医生没有发现这些情况并优先处理（即抢救），而是按部就班地做病因、病理生理和病理解剖诊断，就是错误——尽管这不等于说此类情况不需要病因诊断等。换言之，病因、病理生理和病理解剖诊断，对抢救也有意义，但必须首先诊断出上述危及生命的情况并优先处理。

再如，高热惊厥、癫痫持续状态和破伤风都会因为抽风而窒息。面对此类患者，医生自然应该首先防止窒息，而后才是尽量弄清病因、病理等。

问：病理生理和病理解剖诊断常常不重要吗？

答：一般情况下，它们不如病因重要。但也有很重要的时候。比如，心功能衰竭、休克、呼吸衰竭实际上也是病理生理诊断，把它们独立，不过为了突出它们是常见且重要的器官功能状态和全身反应状态异常。

还有的病名就是病理生理诊断，如甲状腺功能亢进（或减退）、腺脑垂体功能减退等。

目前最常见的高血压病命名，就是突出了它的病理诊断。

问：也有只给出病理解剖诊断的病种或情况吗？

答：表面上看似乎有，实际上大都同时给出了病因。外伤就常常只给出病理解剖判断，其实病因是不言而喻的。比如：克雷氏骨折、硬膜外血肿的病因是外伤是不言自明的。再如，心室间隔缺损、心室导管未闭的病因基本上是先天或遗传因素，也无须特别指出。

问：诊断方面还有其他情况吗？

答：有的。如疟疾、伤寒、青光眼等是西医借用了传统中医术语，从字面上很难看出所含的病因、病理等意义。要详细了解，最好有中西医双方的相关知识。

问：如上所说，病因诊断并非总是最重要、也并非总是可以做到的。那么，疾病的诊断不是可以各种各样了吗？

答：是的。诊断最好包括全部六要素，但常常做不到如此全面而准确。实际上，很准确的病因诊断并非总是必要的。比如，流感的病原学诊断可以准确到分子水平，对临床治疗却没有什么意义。诊断的目的是为了治疗，所以，对普通医生来说，有些看起来很准确、很先进的诊断不一定重要。

问：医家治病，是治病因呢，治病位呢，治病理生理呢，治病理解剖呢，治器官功能状态呢，还是治全身反应状态呢？

答：一般而言，首重病因治疗——西医称之为特效疗法。果然病因诊断确切，也确实特有助于处方遣药。比如，确诊为结核分枝杆菌感染，无论病位在肺、在脑膜、在淋巴、在皮肤等，西医均首选抗痨药。

至于气管异物这样极端典型的例子，病因治疗的重要性更是妇孺皆知。

注意！类似气管异物的例子不是很少。如结膜异物、角膜异物、鼻腔异物、其他体内异物等。甚至，包皮坎顿、疝气、白内障、机械性肠梗阻、下肢静脉曲张等都是病因治疗有立竿见影之效的病种。

问：那么，除了病因疗法，西医都不重视吗？

答：不是。即或病因明确且单一，西医也不是只重病因治疗。比如，上面提到的结核病，假如是急性播散型，持续高热每为致死的主要原因。此所以皮质激素（用于控制持续高热颇效）发明之前，此型结核死亡率很高。对此要尽快控制持续高热——抗结核治疗的同时使用皮质激素。至于结核性胸膜炎胸水很多时，必须及时甚至紧急抽取胸水，此即西医急则治标之法。至于肾结核常需切除病肾，就是因为此时只做抗痨治疗效果不好。总之，病因治疗固然重要，但是，一旦"果"为主要矛盾，则非优先解决不可。

问：可否再举例说明？

答：例子甚多。如无论何种心脏病，一旦心功能严重不全——特别是急性左心衰竭，病因治疗即非当务之急；如急性脑血管病，一旦颅压特高，需优先降颅压；如肝昏迷，需尽快设法使患者苏醒；如 SARS 需紧急给氧并人工支持呼吸；如无论何种致病微生物感染，一旦中毒休克，即优先抗休克治疗；无论何种原因导致不能进食水，必须支持输液；无论何种原因，一旦严重脱水，即以纠正输液为先等等。

问：可否再略示所以让我们执简驭繁呢？

答：医家治病，救死为第一要义。无论何种疾病，亦无论何种病因，若患者尚无随时致死之证，诊治都可以从缓——即不慌不忙、按部就班地诊治。一旦随时致死，必需紧急抢救。即便没有随时致死的症候，也不总是以病因治疗为要招。如慢性风湿性心脏瓣膜病，出现慢性充血性心力衰竭，就以纠正心力衰竭为主。这时大多已无风湿活动，心衰是曾经有的风湿损伤心脏瓣膜所致。再如，目前最常见的高血压病，现有治疗手段大多治标而非治本。这是因为，高血压的病因大多为遗传、心理或行为多种因素，大都不是药物能够解决的。

　　总之，病因治疗固然重要，但病理生理治疗（如纠正心衰、抗高热、抗休克、抗呼吸衰竭等、降血压、降颅压）、病理解剖治疗（如肾切除、肿瘤切除、抽胸水、切开引流等）甚至通便、导尿、止痛等往往需优先实施。至于一旦心跳骤停，无论其病因、病理如何，必须立即设法复苏心跳尤其不言而喻。

　　问：是否也有针对全身反应状态而施治的呢？

　　答：前述急性播散型结核病，使用皮质激素控制持续高热是其一。此外，凡西医抗过敏、抗排异，都是针对全身反应状态。不过，希望诸位牢记，西医的此类疗法，大多出于不得已，不但都属于治标之法，而且副作用较多。如果没有病因疗法同时实施，大多预后不佳。

　　问：中医也是这样吗？

　　答：并非完全如此。中西医治外感病的差异尤其明显。一般说来，中医的外感病因治疗限于初起。如伤寒初起治以温热，温病初起治以寒凉。但是，初起的伤寒每可传变为热证，初起的温病也可以传变为寒证。于是，中医治外感更重视病理。

　　问：如此说来，证就是中医的病理概念吗？

　　答：可以这样简单理解，不过这个问题比较复杂，详说请参看旧作《中西医结合二十讲》第九讲。下文会略做交代。本书的"临证真传"中已经有更简明的交代。

　　问：西医对所有疾病均有特效疗法或病因治疗吗？

　　答：不是。至今病因不明者如癌瘤等不必论，即或病因大体明确如高血压等，因其病因非单一因素，尤其病因属心理、社会或遗传者，至今无可靠病因疗法。

　　问：无可靠病因疗法的疾病，该怎么治呢？

　　答：上面实际上已经部分涉及这一问题。简单说来，没有病因疗法（即特效疗法）时，一般优先纠正病理状态。比如目前最常见的高血压病，使用降压药就是纠正病理而不是消除病因。如果有其他问题突出，比如上文多次提到的心跳骤停、窒息、大出血、急性左心衰竭等，就要优先处理这些紧急问题。

　　问：有人说，辨病就是辨病因。辨病施治，就是辨病因施治。对吗？

　　答：就重视病因角度看，此说可取。多数人的常识，也会接受这种看法，实际上，不少情况下不是这样。

问：为什么呢？

答：按常识理解，去除病因，病就会好，于是辨病因非常重要。其实不完全是这样。比如烧伤：病因很清楚、很简单，患者就诊时一般不再继续烧伤，严重的烧伤却很难治。机械性损伤更是这样。就诊时导致损伤的机械因素已经不存在，后果却是严重的。这时治的只能是病因造成的后果。

问：感染性疾病也是这样吗？

答：如上所说，感染性疾病的病因诊断非常重要，却不等于弄清了感染性病因做病因治疗必然效果满意。换言之，西医的特效疗法有时无效或效果不满意。至于感染已经严重损伤了器官——如老慢支导致肺气肿、肺结核导致双肺大部分纤维空洞，再单纯注重治疗初始的病因，就远远不够了。

问：这时该怎么办呢？

答：除了加强西医的综合疗法之外，就是结合中医的辨证施治，而且后者往往更重要。

问：辨证施治辨的是什么呢？

答：辨的是病性或病理。在中医方面自然辨的是中医的病理。

问：中医主要有哪些病理概念呢？

答：主要有：阴、阳、表、里、寒、热、虚、实、燥、湿、逆、陷、瘀滞、癥瘕、积聚。其中前八个字为常说的八纲。只是，我认为，最重要的是：虚实寒热。详说见"临证真传"。

问：如您所说，《中医内科学》等中医临床书中所列的症或证不是八纲等病理概念，而是咳嗽、哮证、喘证等，这不是有点偷换概念吗？

答：是的。上面确实没有把这个过渡过程讲清楚。中医辨证最浅层的意思就是辨认症状——看症状属于什么性质。其中运用的理论就是上一答所说的八纲等。即看症状属阴、属阳、属寒、属热、属虚、属实、属燥、属湿等。所以，可以说，中医辨证辨的是病性或病理，即得出八纲等判断。详细拙见请对看"证治纲领"。

问：中医辨证还要弄清病在什么脏腑、经络等，它们不重要吗？

答：是的。弄清病在什么脏腑、经络对治疗帮助很小，故与八纲等比较而言，它们不重要。详细拙见也请对看"证治纲领"。

问：为什么西医特重视病因诊断呢？

答：这是西医在还原论指导下，长期采用分析的实验方法且卓有成就的结果。

19世纪中叶至20世纪末这100多年中，在上述方法论指导下，西医首先攻克了维生素、矿物质和其他重要营养缺乏疾病。此类病虽然不是人体没有的外因所致，却是单一因素引起的现象，因此发现了很好的特效疗法——即病因疗法。而后，西医又集中攻克了大多数感染性疾病。那时的主导思想，就是找出致病的单一因素。特别是微生物种类很多，西医为此付出了很多人力物力。其特效疗法又常常相当满意，使西医形成了一种根深蒂固的思维模式。

西医至今惯于这样认识疾病。比如，目前对肝炎的诊断即属此例。知道肝脏发生了炎症，不能算诊断明确。还要弄清是哪一种病毒在作乱。现在已知道，不同病毒所引起的肝炎，临床表现有所不同。对流感的诊断更是这样，每发生一次较大规模的流感，病因学诊断都要达到分子学水平才算准确。尽管这不是对普通医生的要求，世界卫生组织和各国的防疫部门却要随时做出病毒学的鉴定。总之，尽管至今治肝炎和流感还没有特效药，预防手段也不满意，西医还是不懈地寻找它们的准确病因。

显然不能否定这种疾病观，它在人类认识并战胜许多感染性疾病和部分非感染性疾病方面很有成就。但是，不能不指出，这种观念确有局限性。它不能解释为什么疫病流行时，不是所有的人都发病，多数情况下也不是大多数人发病。也不能解释许多人没有特异免疫力的人身上有致病微生物，却不得病。

如何进一步理解单因素疾病和多因素疾病，请参看旧著《中西医结合二十讲》第八讲。

问：简单地说，辨病施治和辨证施治是什么意思呢？

答：辨病施治的意思是：辨认清楚是什么病再治；辨证施治的意思是：辨认清楚是什么证再治。

问：可否各自给它们一个比较规范的定义呢？

答：可以定义如下：

辨证施治是按照中医理论，处理望闻问切所得的信息，做出诊断从而定出治则、方药的思维过程。其中包括辨病，但此所谓病，不包括准确的病因判断，也不包括病理判断，不能据以施治。故其核心步骤或目的是辨出"证"，"证"才是中医具体施治的对象。

　　辨病施治是按照西医理论，处理病史、体检和实验室检查所得的信息，做出诊断从而定出治疗方法的思维过程。其核心过程是辨病因，即弄清导致特定疾病的原因。有了特定病因，才可能有特效疗法。故"病"（实则病因）才是西医具体施治的对象。病因之外，西医最重视的是病理，辨病施治中，病理诊断也很重要。

　　问：有人说，西医也有辨证论治，是吗？

　　答：是的。比如，黄疸、水肿等在教科书上都有专题讨论。心衰和休克也可以看作是西医的证。肠梗阻则分完全和不完全、高位和低位、机械性和动力性、血运性和非血运性等等。不同性质的肠梗阻，治疗原则是不同的。这就是西医的辨证施治。其实，西医对绝大多数疾病都有辨证施治。比如高血压分为缓进型和急进型，又分为三期，治疗原则也有所不同。

　　问：如此说来，中西医不是没有什么区别了吗？

　　答：区别还是有的，因为西医辨证使用的概念和中医不同。这也是为什么中西医结合会取得更好的疗效。

机械唯物

问：有人以机械唯物论讽刺西医，西医真的以机械唯物论为基础吗？此论真的毫无足取吗？机械唯物论与辩证唯物论完全不相容吗？

答：西医固然不仅以机械唯物论为基础，此论也不是毫无足取。即以中医而论，也不乏借助机械说理处。又，讥刺机械唯物论者，实则讥刺物理方法论。我以为，讽刺机械唯物论者不是徒尚空谈，偏见特甚，就是闭目塞听！

问：可否进一步明示？

答：人体固非完全等同于机械，然机械原理无不适用于人体。换言之，人体生理原包括一切机械原理。故一切机械原理均可以解释人体生理和病理，也可以指导治疗。为免空论，直接举疾病及疗法为例。

如关节脱位、骨折和其外伤，致病原因基本上是机械性的。中西医处理此类问题，必先用机械手段使之尽量恢复受伤前的状态。关节复位、骨折对位及内外固定、创口缝合、清除坏死组织及淤血、复位其他组织或器官等，无不根据直观机械原理。如果说腹壁裂伤而肠管脱出，不应该还纳脱出之肠管，不应该缝合裂伤腹壁，古代中医听到这样的话也会认为是谬论。

当代机械手段治病尤其竭尽能事，且成就辉煌。

久已发明且日益众多的人造器官，大多基于机械原理。如假肢、义齿、义眼、人造晶体、人造关节、人造血管、人造心脏、人造心脏瓣膜、植入式心脏起搏器等等，凡此种种，举不胜举。人造器官固然有的基于电学、光学原理，但是，即便基于微电子技术之起搏器，还是不能脱离机械原理。我想，讥刺机械论者多数已经或终于离不开眼镜。当代人戴眼镜之常见无人不知，讥刺物理方法治病，不是很可笑吗！先天或后天失去一下肢的人，肯定不会为了反对机械唯物论而拒绝安装假肢或借助拐杖。

凡是需要人造器官的疾病，必然因为其病理与相应的人造器官原理相通。不再一一解释与上述人造器官相应疾病之病理。

还有的机械原因致病，至今没有相应人造器官治疗。

最常见的如疝气，如大隐静脉曲张，虽然可以内服药物暂时稍稍改善，不手术终究不愈。不唯不愈，还会日益加重。究其原因，就是慢性机械原因造成的疝囊孔，除非手术缝合修补不能恢复常态。至于大隐静脉曲张终需手术，就是因为众多的静脉瓣关闭不全不可能通过非机械手段纠正，目前也无法一一代以人造瓣膜。

面对肠梗阻、消化道穿孔，一切疗法无不为恢复肠道畅通或使穿孔愈合，其中要遵循机械原理，不言而喻。

再如外耳道异物、鼻腔异物、角膜异物、气管异物以及一切体内异物等，设法及时取出异物是最立竿见影的疗法。其中尤以气管异物可随时致命。无论持何高论，异物造成的气管机械性阻塞，必须靠机械手段取出，才是去除病因。及时去除异物有立竿见影的良效，妇孺皆知。一味讥刺机械或物理原理治病的人，不是很不明智吗！

至于辅助诊断器械或仪器，自然无不基于物理（其中包括机械原理）、化学原理。

最简单的如体温表测体温、血压计测血压，均为当代医家不可须臾或缺。

总之，说机械论不足以指导治疗全部疾病，是正确的。说机械原理不能指导治病或不应该遵循机械原理治病，是错误的。

古代中医何尝不用机械说理呢！《内经》说：如解结也，如雪污也，如拔刺也。又说：知机之道者，不可挂以发，不知机道，叩之不发，就是以弩机原理比喻针刺。至于古代中医正骨、手术也必然遵循机械原理与西医并无二致。

总之，机械唯物论与辩证唯物论各有适用范围。纯机械原因致病，且原因还在起作用时，以机械手段去除病因无疑是首选、最佳，也常常是唯一的手段。